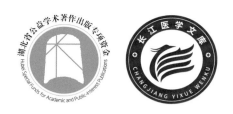

湖北省公益学术著作出版专项资金

长江医学文库

口腔解剖临床图谱

KOUQIANG JIEPOU LINCHUANG TUPU

主编◎杜昌连　朱友家　雷岳山

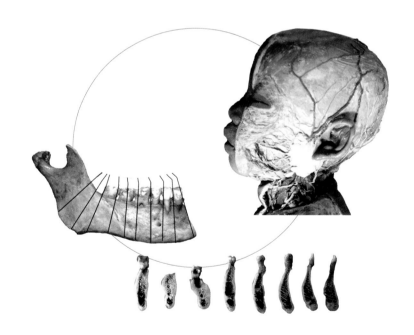

长江出版传媒　湖北科学技术出版社

图书在版编目（CIP）数据

口腔解剖临床图谱 / 杜昌连等主编 . —武汉 : 湖北科学技术
出版社 , 2023.11
　　ISBN 978-7-5706-2252-8

　　Ⅰ . ①口… 　Ⅱ . ①杜… 　Ⅲ . ①口腔科学－人体解剖学－
图谱 　Ⅳ . ① R322.4-64

中国版本图书馆 CIP 数据核字（2022）第 178121 号

策　　划：冯友仁　　　　　　　　　　　　　　　　责任校对：陈横宇　王云起
责任编辑：李　青　陈中慧　　　　　　　　　　　　封面设计：喻　杨

出版发行：湖北科学技术出版社
地　　址：武汉市雄楚大街 268 号（湖北出版文化城 B 座 13—14 层）
电　　话：027-87679468　　　　　　　　　　　　　邮　　编：430070
印　　刷：武汉雅美高印刷有限公司　　　　　　　　　邮　　编：430024

889×1194　　　　1/16　　　　　　　　　　　11.75 印张　　　　280 千字
2023 年 11 月第 1 版　　　　　　　　　　　　　　2023 年 11 月第 1 次印刷
定　　价：160.00 元

《口腔解剖临床图谱》

编 委 会

主 编 杜昌连 朱友家 雷岳山

副主编 何 为

编 者（按姓氏拼音排序）

杜昌连（武汉大学基础医学院）

何 柳（武汉大学基础医学院）

何 为（佛山曙光金子医学美容医院）

洪 丽（湖北三峡职业技术学院）

胡成俊（武汉大学基础医学院）

雷岳山（武汉大学基础医学院）

沈真祥（武汉大学口腔医学院）

汪 烈（武汉大学附属同仁医院）

王 纪（武汉大学基础医学院）

郑 勇（武汉大学基础医学院）

朱友家（武汉大学中南医院）

前　　言

目前国内口腔解剖生理学教材及许多其他著作中，插图多以手绘为主，而清晰、立体感强的实物图片较为少见。为了提供真实、实用性强的图书，编者团队编写了《口腔解剖临床图谱》。

本书图片完全采用实物标本图片制作而成，解剖对象在形态、颜色、位置与毗邻关系等方面，更贴近临床实际情况。本书分四章，分别为口腔颌面系统解剖、口腔颌面局部解剖、牙体外形和髓腔形态、牙列与咬合。使用实物图片1 000余幅，对口腔头面颈部系统解剖到局部解剖，以及口腔头面颈部各区域的解剖层次到各层次的器官位置及毗邻关系、神经支配、血液供给和淋巴回流都清晰地进行了显示，同时对上下颌各个牙位复杂的根管系统通过不同的制备方法进行了全面的展示。书中对图片显示的内容与临床实际应用之间的关系也进行了简要描述，尽量做到图片展示的内容对临床医疗起到参考作用。

本书内容丰富、图片清晰、直观性强，将基础知识与临床应用有机结合。本书对口腔医学专业的本科生、研究生及口腔科临床医生均有帮助，是学习中的良师益友。由于编者水平有限，本书难免有疏漏之处，恳请同行及广大读者指正。

杜昌连　朱友家　雷岳山
2023年3月于武汉

目　录

第一章　口腔颌面系统解剖

第二章　口腔颌面局部解剖

第三章　牙体外形和髓腔形态

第四章　牙列与咬合

第一章

口腔颌面系统解剖

1. 成人整颅正面观

成人整颅正面观如图1-1所示。

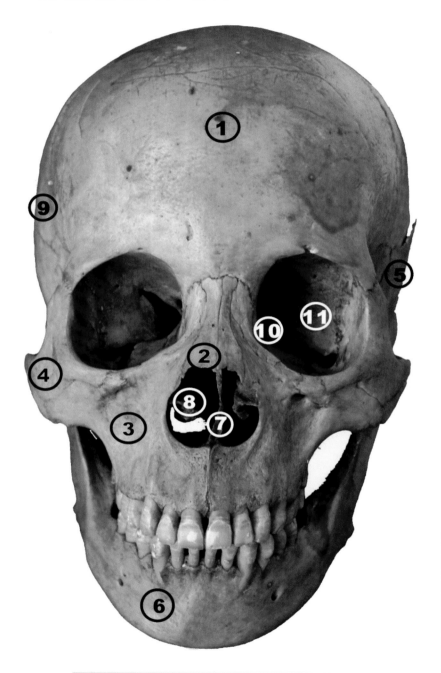

图1-1 成人整颅正面观

①额骨；②鼻骨；③上颌骨；④颧骨；⑤颞骨；⑥下颌骨；⑦犁骨；⑧下鼻甲骨；⑨顶骨；⑩泪骨；⑪蝶骨。

颅骨共有23块，分为脑颅骨和面颅骨两个部分。其中脑颅骨围成颅腔保护中枢神经系统的脑，面颅骨形成颜面部支架，构成眶腔、鼻腔和口腔的空间支撑。

面颅骨构成的颜面支架是形成个体容貌识别的基础，并且具有性别差异，颅骨正面观男性面部狭长、眉间突度显著、眉弓隆凸、鼻根凹陷点深，女性正好与此相反。男性眼眶多为方形，女性则多为圆形。女性的骨性鼻腔梨状孔呈左右径宽于上下之高度的心形，而男性则左右径小于上下之高度。下颌骨体的宽度与人体颜面下1/3的丰满形态有关，因而现代美容整形外科很重视颜面骨形态的空间构成。

2. 成人整颅侧面观

成人整颅侧面观如图1-2所示。

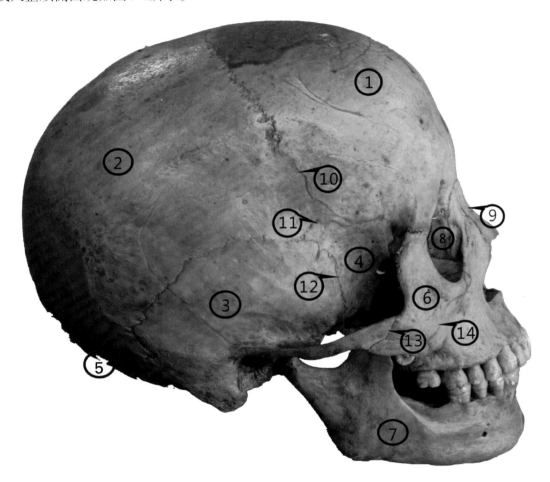

图1-2　成人整颅侧面观

①额骨；②顶骨；③颞骨；④蝶骨；⑤枕骨；⑥颧骨；⑦下颌骨；⑧泪骨；⑨鼻骨；⑩冠状缝（额顶缝）；⑪翼点；⑫蝶鳞中缝；⑬颧颞缝；⑭颧颌缝。

　　由脑颅骨（额骨、蝶骨、筛骨、枕骨各1块，顶骨、颞骨各2块）围成的颅腔位于整颅的后上部，由面颅骨构成颜面支架位于整颅的前下部。新生婴儿脑颅的体积显著大于面颅的体积，两者约为2∶1。出生后随着个体的生长发育，面颅骨在咀嚼功能的刺激之下逐渐增大，最终使面颅与脑颅体积的比例为1∶1。若在颅骨生长发育阶段缺少这种生理功能刺激，可使颜面发育不足，严重者可产生小颌畸形。因此，在个体发育阶段（特别是幼、少时期），进食一些粗纤维食物或粗粮类食物，对颜面正常发育亦有益处。

3. 颅顶外面观

颅顶外面观如图1-3所示。

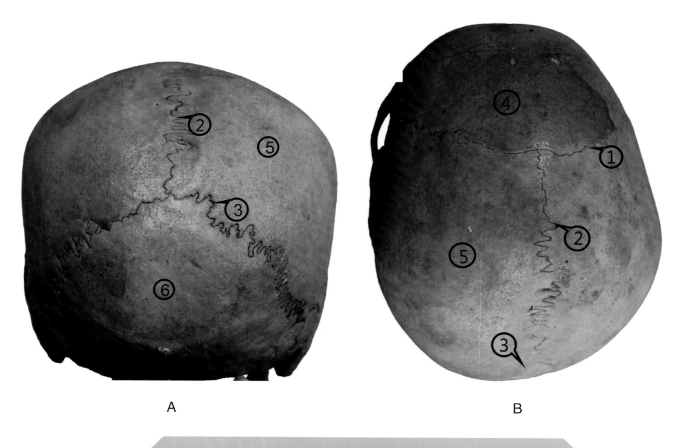

A   B

图1-3　颅顶外面观

A.从颅后方观察；B.从颅顶方向观察。
①额状缝（额顶缝）；②矢状缝；③人字缝（顶枕缝）；④额骨；
⑤顶骨；⑥枕骨。

　　脑颅骨共有8块，其中前方的额骨和后方的枕骨及两侧的顶骨，将脑颅顶围成一个穹隆状空间，穹隆状空间的大小决定了颅腔容量。在人类的进化中，新皮质发育使现代人类的颅腔容量达到了1 500 mL左右，而原始人类不足800 mL，颅腔容量的增加主要来自额骨、枕骨、顶骨的生长。各颅骨之间的连接靠缝韧带，婴儿在诞生时，人字缝、矢状缝和额状缝之间有较宽的缝隙，连接松散，以允许脑颅有一定变形能力通过产道，在出生后随着机体的生长发育逐渐闭合成紧密连接，这3条骨缝愈合的时间可用于鉴识学中年龄的推定。

4. 成人颅内底面观

成人颅内底面观如图1-4所示。

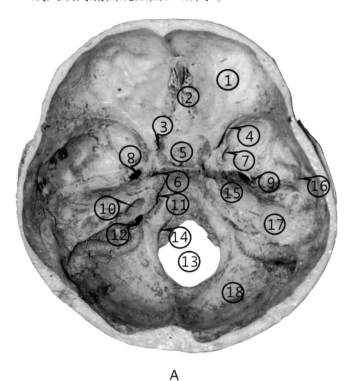
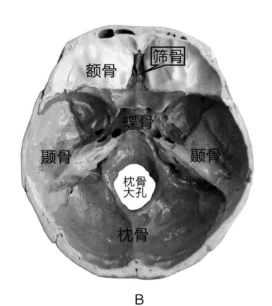

A   B

图1-4 成人颅内底面观

A.骨形态结构；B.骨位置及毗邻。
①颅前窝；②筛骨板筛孔；③视神经管；④眶上裂；⑤蝶鞍；⑥破裂孔；⑦圆孔；⑧卵圆孔；⑨棘孔；⑩内耳门；⑪枕颞缝；⑫颈静脉孔；⑬枕骨大孔；⑭舌下神经管；⑮三叉神经压迹；⑯脑膜中动脉沟；⑰颅中窝；⑱颅后窝。

颅底从前至后由呈阶梯状的3个颅窝组成，以颅前窝位置最高，颅后窝位置最低。孔、管、缝、裂在颅底遍布，这些管、孔、裂均有神经或血管穿越。在正常结构情况下，颅底的骨膜与硬脑膜紧密结合成一层结缔组织膜，结缔组织膜又与神经和血管的外膜结合，因此在颅底区的骨折撕破骨膜后，导致脑脊液先从颅底处的孔裂部位渗漏或撕裂血管引起出血。严重的颅底骨折，骨折片的锐刃切割穿越孔裂位置的血管和神经，导致血管或神经干断裂引起伤者死亡。如破裂孔区附近颅底骨折，可伤及颈内动脉引起大出血；当三叉神经受到伤害后，可引起面部相应感觉区功能丧失。颅底孔、裂、管众多，又分布散在，故损伤的部位不同，临床症状也不同，这与颅底的解剖结构有关，可在临床诊断或鉴别诊断中用于参考。

5. 成人颅底外面观

成人颅底外面观如图1-5所示。

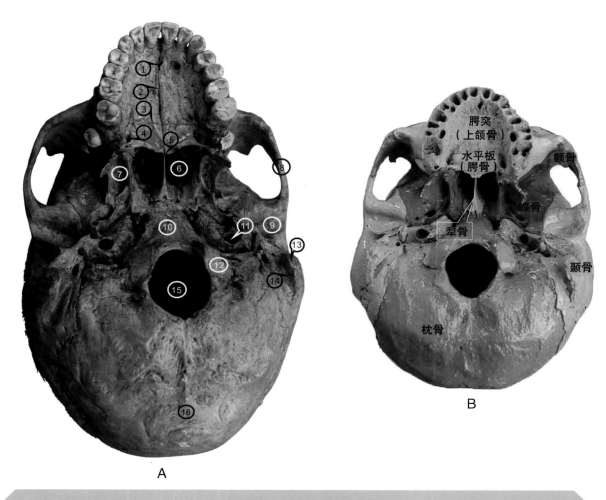

A

B

图1-5 成人颅底外面观

A.骨形态结构；B.骨形态毗邻。
①切牙孔；②腭中缝；③腭横缝；④腭大孔；⑤鼻后棘；⑥鼻后孔；⑦翼突窝；⑧颧弓；
⑨关节窝；⑩咽结节；⑪颈内动脉外口；⑫枕骨髁；⑬乳突；⑭乳突切迹；⑮枕骨大孔；
⑯枕外隆凸。

　　从颅底外面观，可见属于面颅的上颌骨、腭骨、犁骨和颧骨等部分，位于后部的是脑颅的蝶骨、颞骨和枕骨。以枕骨咽结节为界，前方毗邻口腔和鼻腔，后方的枕骨大孔是颅腔与椎管的连通处，咽结节外侧与关节窝之间的区域，存在众多孔和裂隙，出、入颅内外的血管和神经多在此区域内穿行。咽结节为咽筋膜附着处，咽后壁界相当于此向下延伸至第六颈椎高度（咽后方毗邻颈椎），以蝶骨翼突为界，内侧毗邻咽腔、后外侧为咽旁间隙的顶部（为颞骨和蝶骨组成），此区域多孔多裂，有众多神经和血管穿越，当这些部位外伤或有赘生物生长，就会影响这些结构，导致一系列临床体征。

6. 儿童整颅正面观

儿童整颅正面观如图1-6所示。

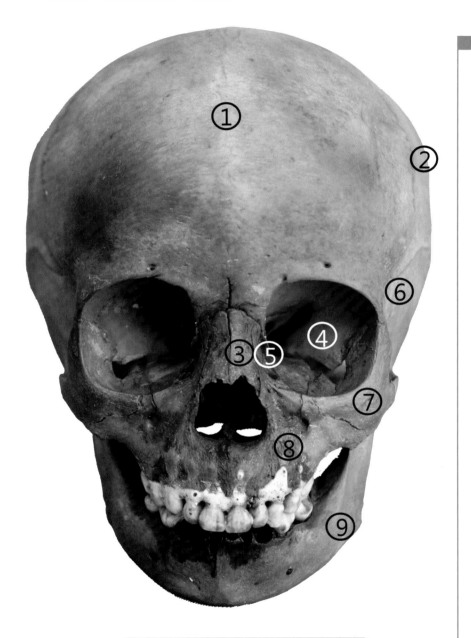

图1-6　儿童整颅正面观

①额骨；②顶骨；③鼻骨；④蝶骨；
⑤泪骨；⑥颞骨；⑦颧骨；⑧上颌
骨；⑨下颌骨。

儿童颅骨的体积较成人颅骨体积小。在颅骨的发育阶段，脑颅所占空间比面颅所占空间大，这种比例关系一直持续至青春发育期前，因而儿童颌面外观较小，同时性别特征亦不明显。从正面观察3处空间——眶腔、鼻腔、口腔，均匀分布在整颅骨的前下部，但随着面颅区鼻腔和口腔空间容积不断增大，最后达到成人面颅与脑颅均衡比例。颜面口腔和鼻腔区域骨构建的生长发育，需要有正常的生理刺激因素存在，如适度的咀嚼力量和正确的呼吸方式。若食用过多精加工的食物，就会降低必要的咀嚼刺激力量；睡眠中用口腔呼吸致使鼻腔空间发育不足，就会使腭盖高拱和颜面中部内陷，显然骨形貌改变也会引起颜面容貌改变。

7. 儿童整颅侧面观

儿童整颅侧面观如图1-7所示。

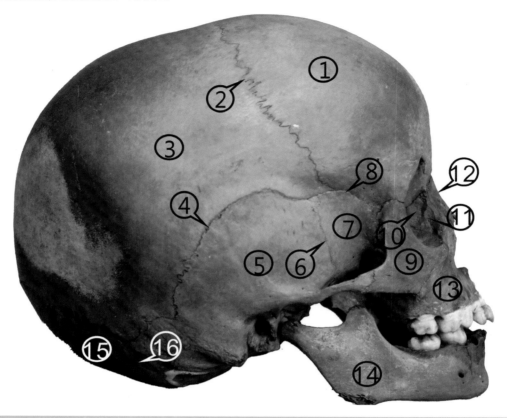

图1-7　儿童整颅侧面观

①额骨；②额顶缝；③顶骨；④颞顶缝；⑤颞骨；⑥蝶颞缝；⑦蝶骨；⑧蝶额缝；⑨颧骨；⑩筛骨；⑪泪骨；⑫鼻骨；⑬上颌骨；⑭下颌骨；⑮枕骨；⑯枕颞缝。

　　侧面观察儿童整颅形态可清晰显现面颅明显小于脑颅部分。经颅骨正面垂直引一条线与下颌骨下缘作一横线相交，构成约85°夹角，此称"面角"。动物在进化中，"面角"逐渐增大，与人同属灵长类的猿，面角较人的面角小，但比哺乳类动物家畜的大，表明人类在进化中颌面在逐渐后缩，最终下颌颏隆凸出现，这是现代美容整形术十分重视的结构之一。

　　围成儿童脑颅腔的各骨缝早期结合松散，很容易分离，甚至在某些特殊部位骨结合出现空缺区，称"囟门"。囟门在出生后3个月至1岁半全部闭合，若闭合时间延缓，可能是临床某些病患的体征之一，如佝偻病。

8. 儿童颅底外面观

儿童颅底外面观如图1-8所示。

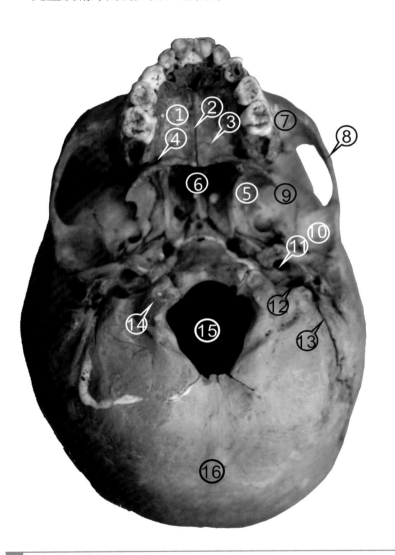

图1-8 儿童颅底外面观

①上颌骨腭突；②腭中缝；③腭横缝；④腭大孔；⑤翼突窝；⑥鼻中隔；⑦颧牙槽嵴；⑧颧弓；⑨颞下窝；⑩关节窝；⑪颈动脉管外口；⑫颈静脉孔；⑬枕颞缝；⑭枕髁；⑮枕骨大孔；⑯枕外隆凸。

生长发育期的儿童颅骨形态总是处于动态变化之中，无论从哪个方向观察，面颅均小于脑颅，但随着个体年龄的增长，整颅的空间体积均在增加，以面颅增长速度最快。颅骨体积增长，以骨缝处的骨质增长为基础。儿童时期的颅缝结合松散，当颅内压增高时，颅腔可以少许被动扩张，通常较成人出现颅内高压体征晚。因此，儿童的脑水肿往往被忽视，从而导致中枢神经系统的永久性损伤而影响到智力发育。

颧颌缝和翼腭缝等处的骨质增长最为迅速，以使颜面快速向前下方生长，同时伴随上、下颌骨空间体积增加，使整个颌面部得到充分发育。下颌骨长、宽、高均在增长，髁突的形态改变显而易见，婴幼儿的髁突呈椭圆球状，而成人的髁突外形则呈左右径大、前后径小的"枕头"状。

9. 儿童下颌骨形态

儿童下颌骨形态如图1-9所示。

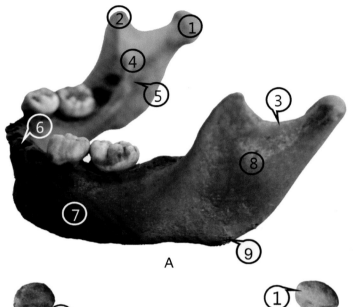

A

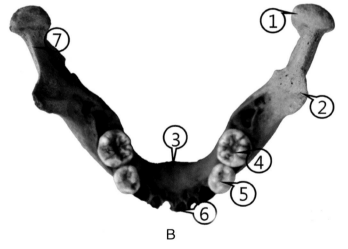

B

A.从侧面观察

①髁突；②喙突；③下颌切迹；④下颌隆凸；⑤下颌孔；⑥牙槽窝；⑦下颌体；⑧下颌支；⑨下颌角。

B.从咬𬌗方观察

①髁突；②喙突；③颏棘；④第二乳磨牙；⑤第一乳磨牙；⑥牙槽窝；⑦下颌切迹。

图1-9　儿童下颌骨形态

下颌骨可分为下颌体和下颌支两部分，下颌体下缘与下颌支后缘交会处为下颌角。下颌角在儿童期呈角较钝，平均约135°，青春期后下颌角角度逐渐减小与成人的下颌角同值；在下颌骨中线处为正中联合，是胚胎发育时两侧下颌突的连接处，早期为纤维连接，至7岁后骨化连接成一个整体，婴幼儿时期来自前方的撞击力可使其裂开。下颌支游离端伸出的髁突和喙突均处于生长发育中，故显得两突起低矮，位于两突起之间的下颌切迹亦浅，从此处进针阻滞麻醉时易受下颌支骨板的阻挡。下颌支内侧的下颌隆凸为重要骨性标志，此处由前向后颊神经、下牙槽神经和舌神经三者相距较近，当麻醉剂注射下颌隆凸处可同时麻醉这3条神经。

10. 面颅中部薄弱线显示

面颅中部薄弱线显示如图1-10所示。

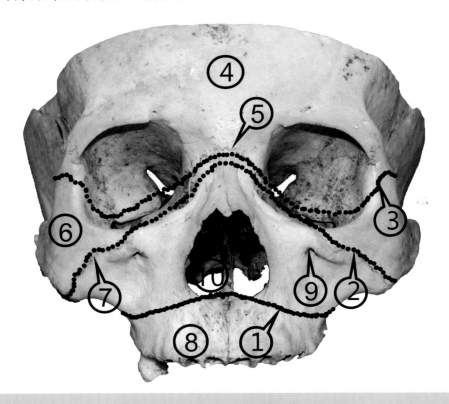

图1-10　面颅中部薄弱线显示

①第一薄弱线；②第二薄弱线；③第三薄弱线；④额骨；⑤鼻额缝；⑥颧骨；
⑦颧上颌缝；⑧上颌骨；⑨眶下孔；⑩梨状孔。

　　颜面骨折多发生在结构薄弱的区域，骨折线横跨颜面颅骨。观察发现在面颅中部从下至上有3条易发生颜面横断性骨折的薄弱线。

　　临床上解剖名词的使用有时已超出解剖形态的概念，上颌骨骨折可能只有上颌骨骨折，也可能骨折范围超出上颌骨的解剖形态，上颌骨与周围骨连接复杂，大多数情况下骨折已累及毗邻骨，临床应用与解剖之间对名词的选择存在差异，相似的情况较多，如颧骨，所以有人认为可使用"××复合性骨折"，以避免解剖与临床表达上的歧义。1901年Le Fort将面部横行骨折分成Ⅰ型、Ⅱ型、Ⅲ型（Ⅰ型骨折线：梨状孔下缘—牙根尖附近—颧牙槽嵴—上颌结节—翼突上颌缝。Ⅱ型骨折线：鼻骨—泪骨—眶底—颧颌缝—翼突上颌缝。Ⅲ型骨折线：鼻骨—泪骨—眶壁—颧额缝—颧颞缝—翼突上颌缝）。也有人按骨折线在颜面部位置的高低关系，划分为低位骨折、中位骨折和高位骨折。骨折线经过的区域结构不同，所损伤器官、组织也有差异，临床症状和预后也不尽相同。

11. 上颌骨形态

上颌骨形态（一）如图1-11所示。

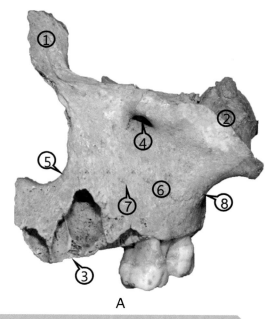
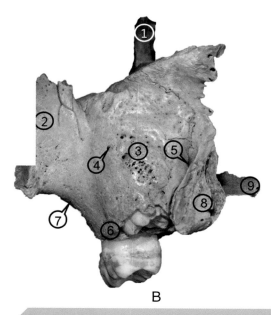

A

B

A.前外面观（脸面）

①鼻额突；②颧突；③牙槽突；④眶下孔；⑤鼻切迹；⑥上颌骨体；⑦尖牙窝；⑧颧牙槽嵴。

B.后面观（颞面）

①额突；②颧突；③上颌结节；④上牙槽孔；⑤翼腭管；⑥牙槽突；⑦颧牙槽嵴；⑧腭骨（垂直部残片）；⑨腭突。

图1-11　上颌骨形态（一）

　　上颌骨立体形态可分为"一体四突"。上颌体有四面：前面（脸面）、后面（颞下面）、上面（眶面）、内面（鼻腔面）。体内有腔称上颌窦，上颌窦开口于鼻腔面，上颌窦的容积达20mL左右。上颌骨的"四突（额突、颧突、腭突、牙槽突）"是形成颜面中部与毗邻骨连接的支撑，也是骨间传递殆力的重要结构。其中腭突构成了硬腭的前2/3骨板，以分隔口腔和鼻腔，严重的腭裂患者，有腭突发育不全，致使硬腭区缺损，口、鼻二腔相通形成"狼咽"，非手术矫形不能分隔口腔和鼻腔。

　　上颌骨前面与个体颜面方位一致，上颌骨前面可见眶下缘中点下约5mm处有眶下孔，眶下孔向后上外方向通眶下管和眶下沟，在进行眶下神经麻醉时，应循以上方向才能进入眶下管，临床可在鼻翼旁1cm处向后上外方向进针行眶下神经阻滞麻醉；眶下孔的下方，相当于第一前磨牙根尖上方浅凹称"尖牙窝"，在此处上颌窦壁最薄，是上颌窦开窗术入路的常选部位之一。上颌骨体的后面，形成了颞下窝的前壁，在该壁上有骨面粗糙的"上颌结节"，结节边缘有一组小孔称"上牙槽孔"，上牙槽后神经和动脉经这些小孔进入上颌窦，或穿窦壁进入上颌磨牙的牙周膜及牙髓，以供给营养和形成感觉；上颌结节有翼内肌浅头附着，是阻滞上颌神经进针的参照标志，也是寻找翼突上颌缝的标志。

上颌骨形态（二）如图1-12所示。

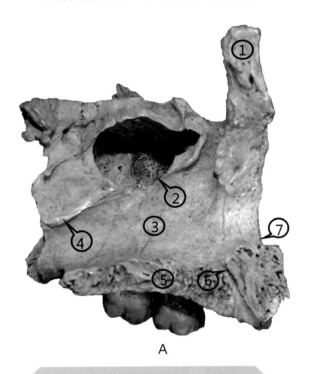

A

A.内面观（鼻面）

①额突；②上颌窦（口）；③鼻面；④下鼻甲嵴；⑤腭突（中缝面）；⑥切牙管；⑦鼻切迹。

B

B.上面观（眶面）

①额突；②眶下缘；③鼻泪管；④眶板；⑤眶下管；⑥眶下沟；⑦颧突；⑧蝶骨（大翼残片）。

图1-12 上颌骨形态（二）

上颌骨上面形成眶腔下壁的大部分，还构成上颌窦的顶。上颌窦上壁甚薄，眶下沟和眶下管从后外行向前内，当上颌窦手术搔刮上壁时，其力度控制最为关键，否则极易导致眶下神经和血管的挫伤。由于眶下壁对眼球有托承作用，在上颌骨切除术中，只要眶板没有明显被损坏，保留其结构形态是必要的。上颌骨的鼻腔面形成了鼻腔侧壁，上颌窦开口于鼻腔侧壁，但位置较高（在中鼻道），故上颌窦内的炎性分泌物在人体立位时排空困难。上颌窦开口的下方有一微隆起的骨嵴称下鼻甲嵴，这是下鼻甲骨缝连接上颌骨的位置，在此下方隔一薄骨板毗邻上颌窦底，从下鼻甲嵴穿刺可直达上颌窦内。

上颌骨形态（三）如图1-13所示。

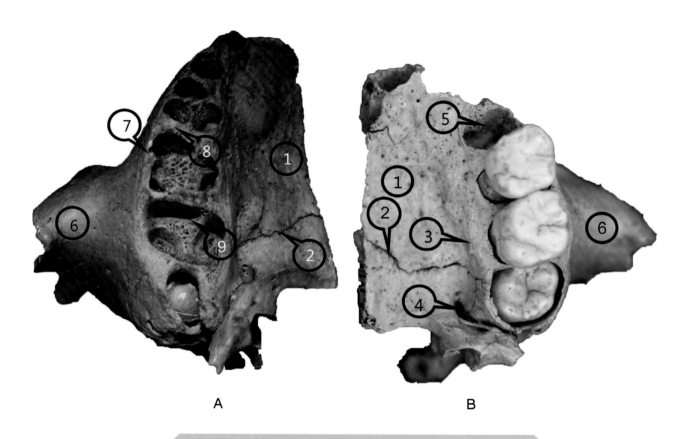

A   B

图1-13　上颌骨形态（三）

A.牙槽突面观；B.腭突口腔面观。
①腭突；②腭横缝；③腭沟；④腭大孔；⑤牙槽窝；
⑥颧突；⑦牙槽嵴；⑧牙槽窝间隔；⑨根间隔。

　　牙槽突骨质疏松多孔，它形成蹄铁状骨堤包埋上颌牙根部，除了固定牙体和承受咀嚼压力外，还构成独特的骨小梁结构（支柱）传递上颌区的咀嚼压力。天然牙的存在使牙槽嵴丰满和骨量充足，牙根包埋在牙槽骨内；然而天然牙脱落后，或患牙周病，牙槽突可以吸收或萎缩使骨堤变矮，这是失去生理刺激而导致的结果。若要在失牙后仍保持牙槽嵴的丰满，适时的义齿修复是必要的。

12. 上颌骨连续剖片

上颌骨连续剖片见图1-14。

图1-14A为上颌骨连续剖片分割线示意图：上颌骨的连续剖面以鼻腔面为基底，呈扇形展开纵剖上颌骨的前面和后面，将上颌骨体剖切成一组楔形的骨片，以展示骨量的分布。图1-14B为上颌骨连续剖面观：展示牙位与上颌骨结构之间的关系，种植义齿时，"种植体"植入方向与原位牙存在时基骨厚度（骨量）展示，对手术设计和预后有参考作用。种植过程除了关注根尖方向上颌窦下壁骨量外，替代上颌前牙的种植体向唇侧倾斜程度也是术中应注意的因素之一。

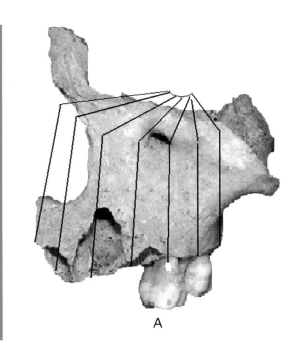

A

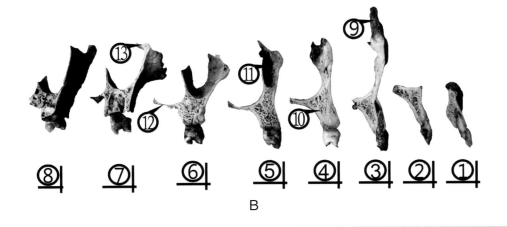

B

图1-14 上颌骨连续剖片

A.上颌骨连续剖片分割线示意图；B.上颌骨连续剖面观。
①经上颌中切牙长轴剖面；②经上颌侧切牙长轴剖面；③经上颌尖牙长轴剖面；④经上颌第一前磨牙长轴剖面；⑤经上颌第二前磨牙长轴剖面；⑥经上颌第一磨牙长轴剖面；⑦经上颌第二磨牙长轴剖面；⑧经上颌第三磨牙长轴剖面；⑨额突；⑩牙槽突；⑪上颌窦；⑫腭突；⑬眶板。

13. 颌面部骨支柱结构（透明法显示）

颌面部骨支柱结构（透明法显示）如图1-15所示。

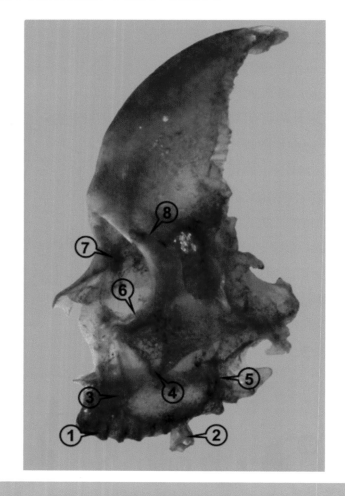

图1-15　颌面部骨支柱结构（透明法显示）

①上颌牙槽突；②第二磨牙；③尖牙支柱；④颧突支柱；⑤翼突支柱；⑥眶下弓；⑦鼻骨弓；⑧眶上弓。

　　上颌骨的牙槽突承担了上牙列在咀嚼时传导的咀嚼压力，然后通过骨内特殊结构的骨小梁排列——支柱结构，将咀嚼压力弥散至颅骨，从而缓解了局部冲击力量，起到了保护作用。垂直于上颌区共有3对支柱（尖牙支柱、颧突支柱、翼突支柱），在纵行支柱间还有横行连接弓（鼻骨弓、眶上弓、眶下弓），这是分担殆力的正常传递方式。当颜面受到意外撞击时，也可通过骨弓或支柱这些特殊的结构，将力量远道传递，导致远离伤处的骨折。

14. 下颌骨形态

下颌骨形态（一）如图1-16所示。

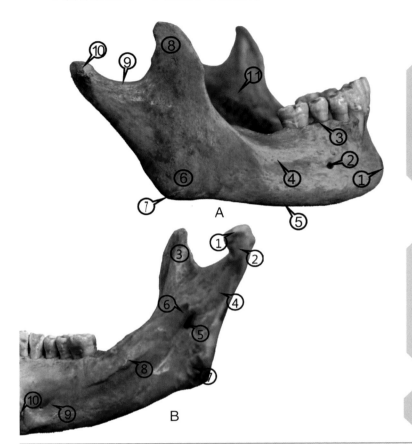

A.下颌骨外侧面观

①颏隆凸；②颏孔；③牙槽缘；④外斜嵴；⑤下颌骨下缘；⑥咬肌粗隆；⑦下颌角；⑧喙突；⑨下颌切迹；⑩髁突；⑪下颌隆凸。

B.下颌骨内侧面观

①髁突；②髁突颈；③喙突；④下颌神经沟；⑤下颌孔；⑥下颌小舌；⑦翼肌粗隆；⑧内斜线；⑨舌下腺窝；⑩颏棘。

图1-16　下颌骨形态（一）

　　下颌骨外形似蹄铁状，分为"一体两支"，该骨是颜面部唯一形成关节的骨。下颌体从牙槽嵴方向观察呈"U"形，在"U"形前方下缘有向前突的颏隆凸，此形态与人类进化有关，当凸起的丰满度欠佳时，可以用整形外科的方法将其增高。下颌体外侧，相当于前磨牙根尖下方有颏孔，孔内有颏神经穿出管理颏部皮肤和下颌前庭沟唇侧黏膜的感觉，颏神经阻滞麻醉时，进针方向为朝向前下内。颏孔后上方有斜行走向的外斜线，为面部表情肌在口裂以下多块表情肌的起始线。

　　下颌支为方形骨板，体与支交会成下颌角。下颌角有性别差异，男性平均约为120°或更小，女性则大于这一平均值。体与支交会的外侧面有粗糙的咬肌粗隆，群体中某些个体下颌角外翻明显，咬肌粗隆突出，其颜面外观如"国""风"二字形态，美容瘦脸术常用磨削改型办法，将下颌角的一部分骨质磨除后以改变脸型，也可做咬肌粗隆部分切除来改变个体的容貌。下颌支内侧近中部有下颌孔，孔之后上方的浅沟称下颌神经沟，沟内有下颌神经向前下进入下颌孔内，沟之前方有颊神经和舌神经跨过，在下颌神经阻滞麻醉中，通常高出下颌牙弓咬𬌗面约1cm注射麻药达下颌神经沟处，可同时麻醉这3条神经的感觉分布区。下颌孔前方有三角形骨片称下颌小舌，为蝶下颌韧带的附着区，它是下颌大张口时旋转轴心所在处。

下颌骨形态（二）如图1-17所示。

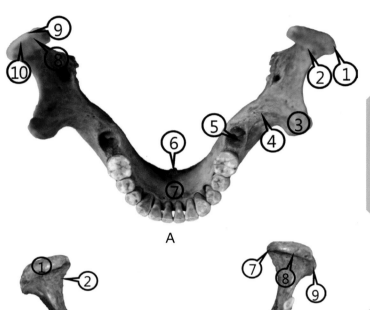

A

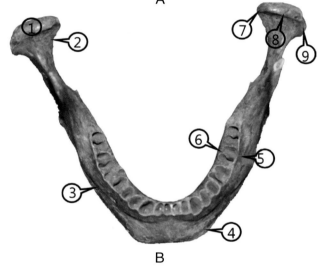

B

A.下颌骨牙弓咬合面观

①髁突外侧棘；②关节翼肌窝；③喙突；④磨牙后三角；⑤牙槽窝；⑥颏棘；⑦正中联合；⑧髁突前斜面；⑨髁突后斜面；⑩髁突横嵴。

B.从牙槽嵴方向观察

①髁突；②髁突颈；③下颌骨体下缘；④颏结节；⑤牙槽嵴颊侧骨板；⑥牙槽嵴舌侧骨板；⑦髁突内侧棘；⑧髁突横嵴；⑨髁突外侧棘。

图1-17　下颌骨形态（二）

下颌支前缘与下颌体汇合处有磨牙后三角，此区面积的大小直接关系到第三磨牙能否萌出和萌出姿势。现代人磨牙后三角已经退化，面积变小，第三磨牙萌出易阻生。磨牙后三角区被覆的组织若过厚也有碍第三磨牙萌出，切口翻瓣术往往有助萌作用。

下颌支向后上伸出的二突起对下颌的运动至关重要，前方的突起称喙突（有颞肌附着），为提颌肌施力点；后方的突起称髁突，是组成颞下颌关节的结构之一。髁突的缩窄部分称髁颈，髁颈的前方有关节翼肌窝，为翼外肌下头止点，关节翼肌窝的骨面有时粗糙，在X线片上易与髁颈部的青枝型骨折混淆。

下颌体的正中联合是下颌骨的薄弱位置之一，外力作用下易发生骨折。婴幼儿时期，左右下颌骨体在此以纤维组织联合，青春期后才逐渐骨化连成一个整体。在正中联合处内面有上下各有一对骨性突起，称颏棘，分别为颏舌肌和颏舌骨肌起始。下颌骨表面有众多肌肉起止，当发生骨折时，受这些肌肉牵拉可发生骨折片移位，骨折治疗时需仔细复位固定。

15. 下颌骨的内部结构

下颌骨的内部结构如图1-18所示。

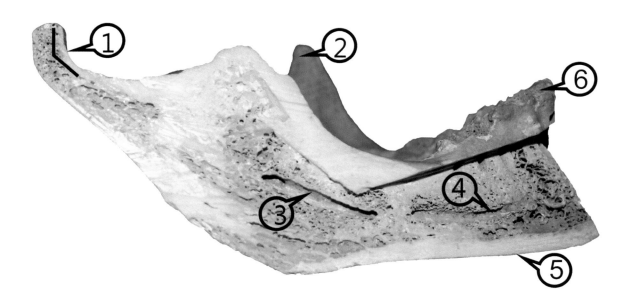

图1-18　下颌骨的内部结构

①髁突前倾角；②喙突；③下颌管；④示颏孔位置；
⑤下颌骨下缘；⑥下颌骨牙槽突。

　　髁突是组成颞下颌关节的结构之一，髁突的髁部呈横轴状，左右径大于前后径，二者比约为2∶1。髁突的游离缘有隆起的横嵴，嵴之前后有光滑的斜面，前斜面和嵴是颞下颌关节的功能面，也是个体终生都存在组织变化的部位之一。随着乳牙萌出或更替，恒牙磨耗或脱落，髁突的组织都在变化。髁突下方缩窄为髁颈，髁颈屈向下颌支腹侧。若将髁颈曲点与髁突横嵴作一直线，再由曲点作一直线至髁突基部中心点，这两线形成一开放向前的夹角，称"前倾角"。前倾角可能就是"安全阀"的结构学基础，因为来自前方的打击正处在下颌骨的力线上，如果没有髁颈骨折，动力可能就直接经髁突顶破颞骨关节窝，导致颅内损伤。显然，颅内损伤的后果比单纯颞颌关节骨折凶险得多。

16. 下颌骨连续剖片

下颌骨连续剖片如图1-19所示。

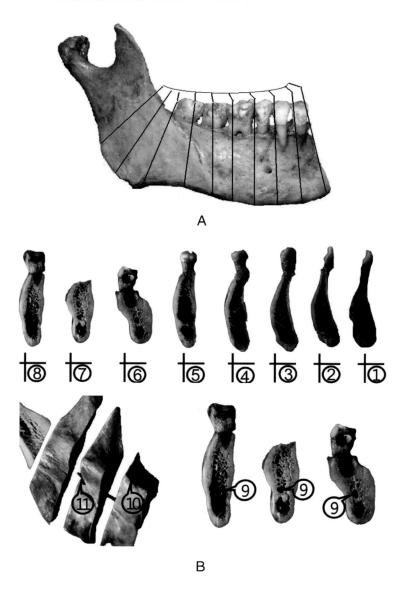

A

B

图1-19 下颌骨连续剖片

A.下颌骨连续剖片分割线示意图；B.下颌骨连续剖面观。①经下颌中切牙长轴剖片；②经下颌侧切牙长轴剖片；③经下颌尖牙长轴剖片；④经下颌第一前磨牙长轴剖片；⑤经下颌第二前磨牙长轴剖片；⑥经下颌第一磨牙长轴剖片；⑦经下颌第二磨牙长轴剖片（牙缺）；⑧经下颌第三磨牙长轴剖片；⑨下颌管；⑩内斜线；⑪下颌孔位置。

图1-19A为下颌骨连续剖片分割线示意图。图1-19B下颌骨连续剖面观显示牙位与骨的关系以及下颌管的空间位置。下颌骨的牙槽突骨质结构较上颌骨的牙槽突骨质结构致密（参考图1-14上颌骨连续剖片），故在下颌牙局部使用浸润麻醉的效果甚差。在下颌各牙位的连续剖片中，显示牙槽嵴形成的骨弓较下颌骨体的底缘形成的骨弓小（存在倾斜关系），因而下颌的天然牙脱落后，由于牙槽嵴的吸收，基座越来越宽阔。当患者失牙时间太久远，牙槽嵴吸收严重，所制作的全口义齿与上颌义齿产生的挤压力不在同一垂直线上（参见第四章），容易造成扭动移位致使下颌义齿基托固位困难，咀嚼效率也大为降低。剖片显示各牙位纵轴与颌骨剖面并非垂直关系，致使与牙体受力线存在一定偏角，在下颌的种植义齿操作时应予注意该偏角。种植体的植入方向应尽量位于骨体中央位置，同时后牙区的种植，应注意避免穿通下颌骨内的下颌管伤及神经和血管，否则会导致下颌神经损伤，出现下唇感觉麻木，严重者可出现颌面下部因丧失感觉而变形。

17. 颅底前部外面观

颅底前部外面观如图1-20所示。

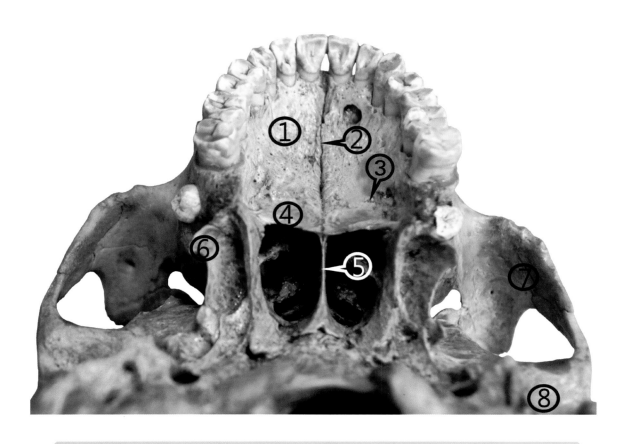

图1-20　颅底前部外面观

①上颌骨腭突；②腭中缝；③腭横缝；④腭骨水平板；⑤犁骨；⑥蝶骨翼突外侧
板；⑦颧骨颞面；⑧颞骨关节结节。

　　颅骨在彼此的连接中相互嵌合的同时又相互遮蔽，故非分离状况的颅骨很难展示某一块骨的全貌。颅骨间的缝隙结合，随着个体的年龄增长，骨缝间愈合越紧密，致使临床发生骨折线时，损伤力矩可向周围蔓延，波及毗邻骨。故临床称某一骨折，实际为以该骨为中心的骨折损伤，并非解剖名称的概念。面颅骨共有15块，左右对称存在的有鼻骨、颧骨、上颌骨、泪骨、腭骨、下鼻甲骨，单一的有犁骨、下颌骨，舌骨从组织来源也被计入面颅骨。

18.犁骨和腭骨形态

犁骨形态如图1-21所示，腭骨形态如图1-22所示。

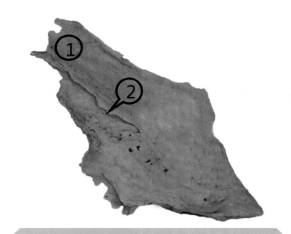

图1-21　犁骨形态

①犁骨翼；②鼻腭神经沟（管）。

犁骨为一块薄骨片，其后方通过犁骨翼与蝶嘴缝隙接合，上方与筛骨的垂直板联合后共同形成骨性鼻中隔。下方与骨性硬腭的中缝嵴紧密结合。鼻中隔将鼻腔分隔为左右两半，严重的鼻中隔偏移，需要折断骨板后重建其位置，手术截断的骨板多为犁骨，因为筛骨垂直板位于鼻腔顶部又毗邻嗅区，推断修整鼻中隔偏移风险太大。犁骨常是矫正鼻中隔偏曲的最佳部位。

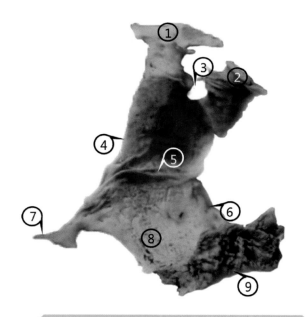

图1-22　腭骨形态

①腭骨眶突；②腭骨蝶突；③蝶腭切迹；④腭骨垂直板；⑤鼻甲嵴；⑥腭骨与上颌骨腭突结合部；⑦腭骨锥突；⑧腭骨水平板；⑨腭骨中缝接合面。

腭骨外形呈"L"状，分垂直和水平两部。腭骨体积并不大，与上颌骨、蝶骨等颅骨紧密连接，参与了眶腔、鼻腔和口腔的组成，并形成了翼腭窝的壁和翼突窝的底。腭骨水平部与上颌骨的腭突共同组成骨性硬腭分隔口腔与鼻腔，临床见到的腭裂患者多为腭骨水平板的缺损，修复也少用植骨修补术，只有严重的腭裂患者才会出现上颌骨的腭突发育缺陷。腭骨在眶突和蝶突之间的切迹被蝶骨翼突根部覆盖形成"蝶腭孔"，蝶腭孔外侧有蝶腭神经节，蝶腭孔被蝶腭神经和蝶腭动脉穿越，血管和神经从此处进入鼻腔侧壁，鼻咽部的肿瘤侵犯此处可有血性分泌物和鼻塞症状。

19. 颧骨形态

颧骨形态如图1-23所示。

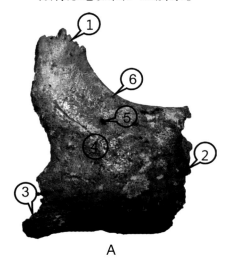

A

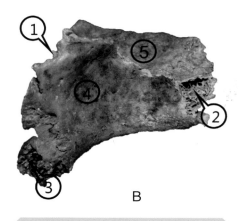

B

A.前面观

①额蝶突；②上颌突；③颞突；
④颧骨体；⑤颧面孔；⑥眶缘。

B.颞面观

①上颌突；②额蝶突；③颞
突；④颧骨体；⑤眶面。

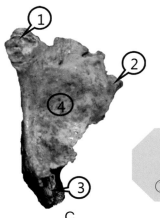

C

C.眶面观

①额突；②额蝶突；③上颌突；④眶外侧壁。

图1-23　颧骨形态

　　颧骨有"一体三突（也可分"四突"）"，参与了眶外侧壁的形成，并构成颞窝和颞下窝的前外侧壁。颧骨体外形近似"瓦片状"，位于颜面中部向前外侧凸出，在现代交通事故造成的颌面外伤中，约1/3的病例有颧骨骨折。颧骨在颜面部位置有左右对称关系，故一侧骨折后复位可用健侧颧骨进行参照。颧骨骨折后若复位不充分，可导致深面颞肌受压，患者出现开口障碍。颧骨位置特殊，对颜面容貌影响甚大，美容整形中对"申"字脸型者，常需对颧骨实施磨削术以减小凸度，以使颜面容貌清秀。磨削手术必须双侧对称实施，否则脸型外观失衡。

20. 蝶骨形态

蝶骨形态如图1-24所示。

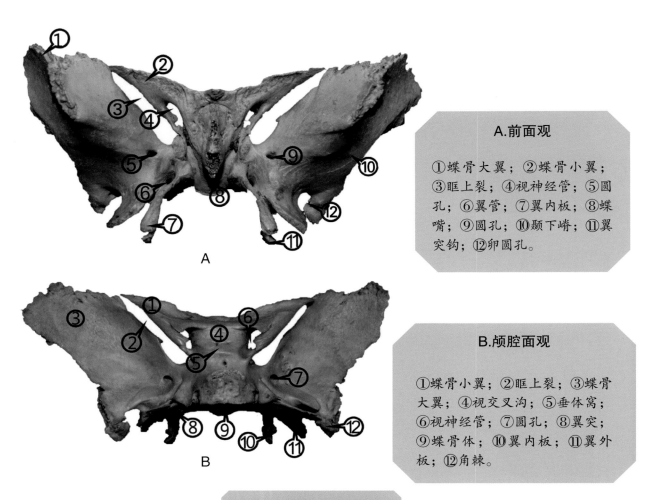

A.前面观

①蝶骨大翼；②蝶骨小翼；③眶上裂；④视神经管；⑤圆孔；⑥翼管；⑦翼内板；⑧蝶嘴；⑨圆孔；⑩颞下嵴；⑪翼突钩；⑫卵圆孔。

B.颅腔面观

①蝶骨小翼；②眶上裂；③蝶骨大翼；④视交叉沟；⑤垂体窝；⑥视神经管；⑦圆孔；⑧翼突；⑨蝶骨体；⑩翼内板；⑪翼外板；⑫角棘。

图1-24 蝶骨形态

　　蝶骨属脑颅骨之一，参与颅腔构成和形成颅底的中间部分。蝶骨在外形上似蝴蝶状，可分大翼、小翼、翼突和蝶骨体（内有蝶窦）四个部分。蝶骨上有众多孔、裂，还参与破裂孔形成，颅底多条血管和神经进出颅腔都涉及蝶骨。三叉神经的3支神经分别经蝶骨的眶上裂、圆孔和卵圆孔出颅；视神经穿越了小翼根部的视神经管，视交叉紧邻视神经管；蝶骨体背面的蝶鞍中间有垂体窝，脑垂体腹侧紧贴窝底，与蝶窦仅隔一层薄骨板。在蝶鞍及其两侧由硬脑膜折叠所形成的海绵窦，被动眼神经、滑车神经、外展神经、眼神经和颈内动脉的颅内段穿越，因此当颅中窝处的骨折或咽顶部肿瘤向后上方生长时，以上结构均会受到不同程度的影响。脑垂体位于海绵窦中央处，故脑垂体的手术在传统入路上，不论从何方接近脑垂体都会引起严重出血，近来设计的手术入路为从蝶窦方向接近垂体相对安全得多。

21. 颞骨形态

颞骨形态如图1-25所示。

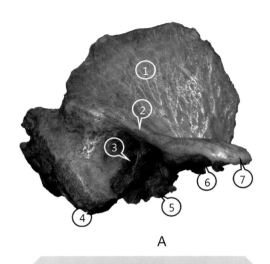

A

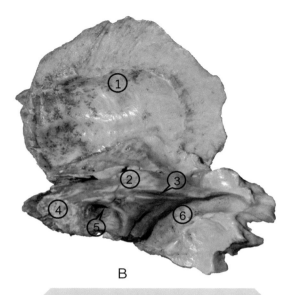

B

A. 外侧面观

①颞骨鳞部；②外耳道上嵴；③外耳门；④乳突；⑤鼓板；⑥关节窝；⑦颞骨颧突。

B. 颅腔面观

①颞骨鳞部；②鼓室盖；③岩神经沟；④颞骨岩部；⑤内耳门；⑥乙状窦沟。

图1-25　颞骨形态

　　颞骨在外形上不甚规则，其形态可分四部，即鳞部、乳突部、岩部和鼓部。颞骨鳞部除参与颞颌关节的构成外，还形成了颞窝的底和颞下窝顶的一部分；鳞部的内面有脑膜中动脉沟，脑膜中动脉沟在行进中经过"翼点"，这是颅骨颞侧最易损伤后形成硬膜外血肿的部位之一。

　　颞骨岩部呈三面锥状，斜插在蝶骨和枕骨之间，其中在大脑面有鼓室盖和三叉神经压迹，鼓室盖为中耳腔的顶壁，中耳化脓性炎症可破坏鼓室盖扩散至颅内；岩部骨质内有颈内动脉管呈"S"状穿行；岩部小脑面有内耳门通内耳道，此处有面神经和前庭蜗神经出入。

　　乳突部在颞骨外侧面清晰可见，乳突实质内有蜂窝状的乳突小房，小房内的结缔组织膜与中耳内的结缔组织膜相互延续，故中耳的炎症可以蔓延至乳突内。乳突部的颅腔面是颅后窝的壁，其壁上有乙状沟，沟内有乙状窦，乳突区的手术若伤及静脉窦就会导致严重的出血。

　　鼓部占颞骨体积的比例小，由鼓板和茎突组成。鼓板形成了外耳道前壁的一部分，隔关囊后壁与髁突相邻，在X线上鼓板的影像好像就是关节窝的一部分，此时髁突在关节窝的影像前后间距又相等，这就是殆学中"正中关系"的由来。茎突的后外侧为乳突，两者间有茎乳孔，即面神经主干出颅的位置。

22. 颞骨剖面观

颞骨剖面观如图1-26所示。

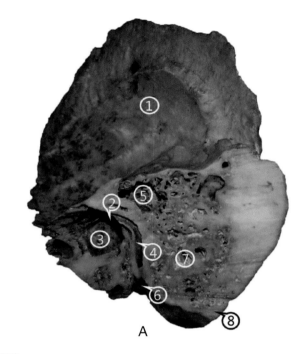

A

A.鳞部剖面

①颞骨鳞部；②鼓窦口；③鼓窦；④面神经管；⑤乳窦口；⑥茎乳孔；⑦乳突小房；⑧乳突的骨质。

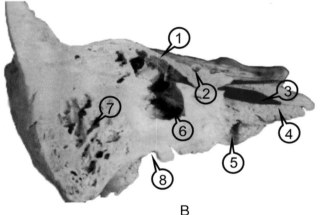

B

B.岩部剖面

①鼓室盖；②面神经管；③咽鼓管；④颞骨岩部（尖）；⑤颈动脉管外口；⑥鼓室内侧壁；⑦乳突小房；⑧颈静脉窝。

图1-26 颞骨剖面观

穿越颞骨的血管和神经多在岩部内迂回行进，这在外伤或手术中有重要意义。在颞骨近额状剖切面上，显示了岩部内以中耳鼓室为中心的毗邻关系：鼓室上壁为鼓室盖，借薄骨板与颅内相邻；鼓室前内侧可见咽鼓管和鼓膜张肌半管；鼓室前下壁为动脉壁，隔骨板为颈内动脉的"S"状骨道；下壁为静脉壁，颈内静脉的上球就位于静脉窝内；外壁为分隔外耳和中耳的鼓膜，外壁后上方有鼓窦口通乳突小房，边缘处有面神经管从鼓窦口上后方弯曲向下直至茎乳孔；内侧壁为迷路壁，壁上可见鼓岬、蜗窗和前庭窗。

中耳炎症可以通过鼓窦口蔓延至乳突小房，状如蜂房的乳突小房对炎性分泌物引流不畅，可使炎症迁延不愈；在乳突开窗术引流中，不应忽视在颞骨颅腔面乙状沟内的静脉窦，否则易被损伤。

23. 鼻骨和舌骨形态

鼻骨形态如图1-27所示，舌骨形态如图1-28所示。

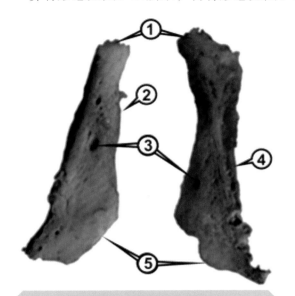

图1-27 鼻骨形态

①鼻骨上缘；②右侧鼻骨内侧缘；③鼻骨孔；④左侧鼻骨外侧缘；⑤鼻骨下缘。

鼻骨为成对的面颅骨，单块鼻骨呈长方形的扁骨，上端较厚而窄、下端薄而稍宽，骨面有众多小孔以交通鼻腔顶部和鼻背间的血液循环，故当隆鼻假体插入后，应用力挤压假体与骨面紧贴，以避免术后留下无效腔，而残留的血液使假体植入失败。

左右鼻骨在中线结合，并构成向前上方的线性隆起，两侧与上颌骨的额突结合，共同形成了鼻背上1/3的支撑，此即鼻梁挺拔的结构基础，这种结构若受外力打击时，因薄弱，极易坍塌。重塑鼻的外形时，恢复鼻背的隆起和曲度是重要的。重度鞍鼻畸形，不但有鼻骨的先天发育不足，往往上颌骨在体积上也可能有缺陷，整形外科在做移植骨组织量时应考虑留有充分回旋余地。

舌骨位于颈前部，约与第三颈椎的高度一致，外形酷似大写的"U"字，分体、大角和小角三部分。将舌骨归属颅骨，是因为舌骨发生与口腔组织同源有关。舌骨上下均附有肌肉，舌骨上肌群连于舌、咽、下颌骨和茎突之间，舌骨下肌群则附着到胸骨、肩胛骨和甲状软骨。舌骨虽然不参与构成任何关节，但舌骨的功能作用堪比关节的运动，更似"纽扣"，舌骨上肌群收缩可使口底下降、喉头上举、咽壁前移，舌骨下肌群收缩可以固定舌骨和紧束颈部组织，以保护深面的重要器官。在颈部手术中，有时需要离断舌骨下肌群，术后应仔细对位缝合，以减少愈后的瘢痕。甲状舌管瘘的手术，有时需要做舌骨体的切除，否则不能彻底治愈瘘管。舌骨大角往往是寻找舌动脉的标志。

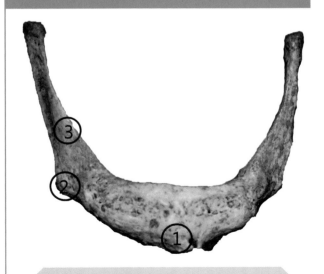

图1-28 舌骨形态

①舌骨体；②舌骨小角；③舌骨大角。

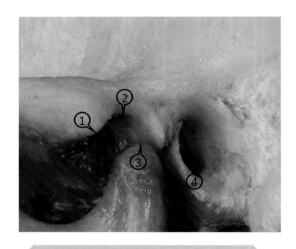

图1-29　髁突和关节窝

①关节结节；②关节窝；③髁突；
④外耳门。

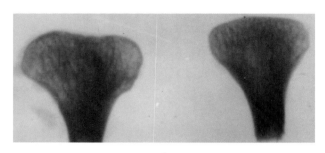

A

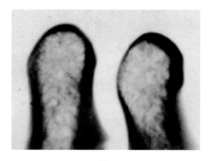

B

图1-30　髁突的骨小梁结构

A.冠状位像（X线影像）显示骨小梁呈索状；
B.矢状位像（X线影像）显示骨小梁呈网格状。

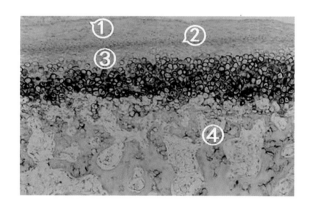

图1-31　髁突的组织层次

①表面带；②增殖带；③肥大带；④钙化软
骨带（肥大带在髁突的功能区最厚）。

24. 髁突和关节窝、髁突的骨小梁结构和组织层次

髁突和关节窝如图1-29所示，髁突的骨小梁结构如图1-30所示，髁突的组织层次如图1-31所示。

颞下颌关节由五部分组成：①髁突；②颞骨关节面；③关节盘；④关节囊；⑤关节韧带。髁突由髁和颈两部分组成，髁在体内呈横轴状（左右径＞前后径），髁内的骨松质在X线显影中呈特殊受力支撑状排列，然而在侧位透视中，骨小梁的结构力学特征不明显。髁突表面组织结构以软骨层的细胞增殖活跃，表明关节在功能活动中始终都保持着旺盛的新陈代谢状态。

25. 颞骨关节面

颞骨关节面如图1-32所示。

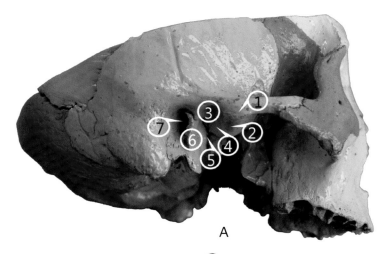

A

A.外侧面观

①关节结节；②关节窝前壁；③关节窝后边缘；④关节窝顶；⑤鳞鼓裂；⑥鼓板；⑦外耳道。

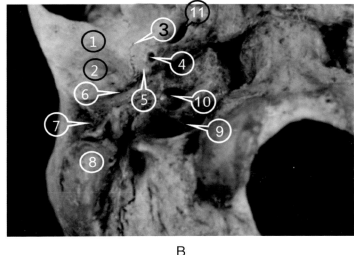

B

B.从颅底方向观察

①关节结节；②关节窝；③蝶鳞缝；④棘孔；⑤角棘；⑥鳞鼓裂；⑦外耳门；⑧乳突；⑨颈静脉孔；⑩颈动脉管外口；⑪卵圆孔。

图1-32　颞骨关节面

颞骨关节面，由两个部分组成：①关节窝；②关节结节嵴。关节结节嵴从侧面观察为一丘形隆起（关节结节），它大约在12岁后才能发育成熟。垂直关节面观察时，结节呈左右向隆起的嵴，嵴之后斜面即是关节窝的前壁，关节窝前壁的倾斜程度（又称结节后斜度）与前牙的覆𬌗程度有关（前牙的覆𬌗越深，关节窝的前壁越陡）。关节窝后界在骨标本上是鳞鼓裂，有关节囊和关节盘附着，但这种结构关系在活体上不能直接观察，因此关节窝后界在X线影像中只能以骨性鼓板作参照。关节窝的内界为蝶鳞缝后段，但突出的蝶骨角棘更为清晰，蝶骨角棘是蝶下颌韧带的起始点。关节周围毗邻较复杂，关节面内侧紧邻棘孔和脑膜中动脉，距离稍远从前至后排列着出卵圆孔的下颌神经、穿颈动脉管的颈内动脉、起自颈静脉孔的颈内静脉，在关节区手术时应小心谨慎。

26. 颞下颌关节盘的位置

颞下颌关节盘的位置如图1-33所示。

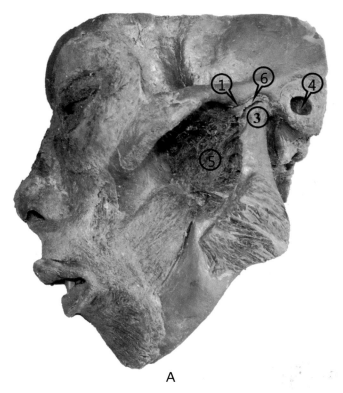

A

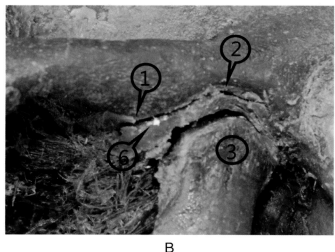

B

图1-33 颞下颌关节盘的位置

A.关节矢状切显示；B.关节矢状切放大显示。①关节结节；②关节窝顶；③髁突；④外耳门；⑤翼外肌；⑥关节盘。

颞下颌关节的两骨关节面之间有一纤维软骨板，称"颞下颌关节盘"。椭圆状的关节盘中间薄周缘厚，纤维组织构成主体，上下表面被覆滑膜。关节盘的中心部位缺乏血管，营养供给靠滑膜的渗透与扩散。滑膜在关节盘表面形成众多皱褶（肉眼观呈绒毛状），以利纤维性关节盘被拉伸时表面的覆膜也可随之延展。

颞下颌关节的健康与个体的咬𬌗状况相关联，当咀嚼过程牙𬌗有干扰时，最先反应的是关节盘的滑膜肿胀，如果没得到纠正（调𬌗），最终关节盘可以发生穿孔。

在普通关节构造之中，关节盘通常描述只是辅助装置，但在颞下颌关节，关节盘则是重要的结构之一。现代研究认为，关节盘对颞下颌关节的结构和功能都具有十分重要的意义，因为从结构上关节盘使髁突与颞骨关节面形态协调，在功能上增加了颞下颌关节的稳定性和灵活性。在人体内关节盘为了稳定和协调两骨关节面间的运动，关节盘的周缘有8处附着以稳定关节盘的位置。同时关节盘还将一侧颞下颌关节再分为上、下两个可以独立运动的关节腔，即上腔允许关节滑动运动，下腔只能做转动运动。

27. 关节盘的形态

关节盘的形态如图1-34所示。

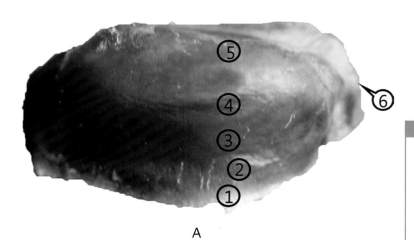

A

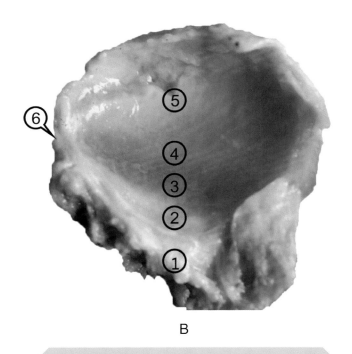

B

图1-34　关节盘的形态

A.关节盘上表面观；B.关节盘下表面观。
①前伸部；②前带；③中间带；④后带；⑤双
板区；⑥关节盘内侧缘。

　　关节盘在外形上呈前后径小、左右径大的椭圆形，并且周缘厚中央区薄，最薄区厚度约为1mm。关节盘由前向后划分为四区：①前带；②中间带；③后带；④双板区。中间带为关节盘的负重区，介于关节结节后斜面和髁突前斜面之间，关节盘的穿孔、破裂常发生于此；后带介于髁突横嵴和关节窝顶之间，其后缘正位于髁突横嵴上方，此精确对位若发生改变，就可产生关节盘运动中的弹响；双板区分上、下层，上层止于鼓鳞裂，下层止于髁突后斜面的后端，在颞下颌关节做滑动运动时，上板可以被拉伸，在正中关系位时又可弹性回位。但若过分拉伸可导致上层纤维的断裂，使关节盘的精细对位丧失。

28. 关节盘的组织结构

关节盘的组织结构如图1-35所示。

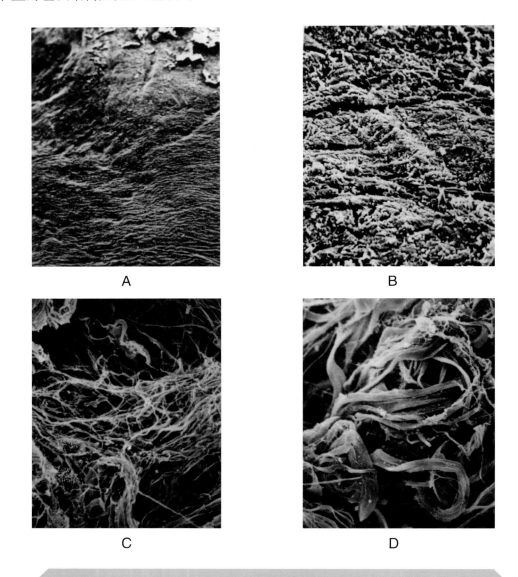

A

B

C

D

图1-35 关节盘的组织结构

A.关节盘表面低倍镜观；B.关节盘表面高倍镜观；C.关节盘纤维低倍镜观；D.关节盘纤维高倍镜观。

在关节盘表面被覆的滑膜存在皱褶，当关节盘在运动中拉伸时以允许被覆的滑膜亦有延展空间，同时关节盘表面有缓冲挤压力的作用。关节盘的主体由纤维组成，冰冻蚀刻法显示，粗大的胶原纤维和细的弹力纤维交织在一起，但纤维的排列方向在关节盘的不同部位不尽相同。机体年龄增加，纤维则发生退性变化，是高龄后颞下颌关节易发生功能紊乱的原因之一。

29. 关节盘病变

关节盘病变：创伤殆导致关节盘表面肿胀（图1-36），创伤殆导致关节盘穿孔（图1-37）。

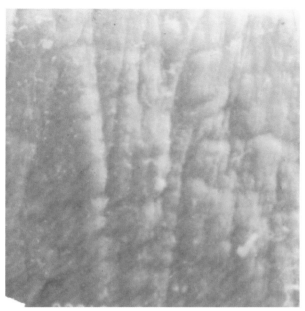

图1-36 创伤殆导致关节盘表面肿胀

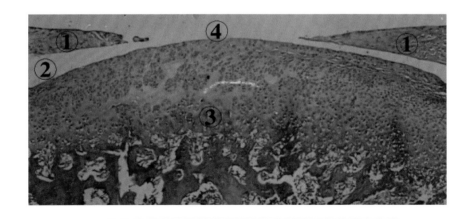

图1-37 创伤殆导致关节盘穿孔

①关节盘（穿孔）；②关节下腔；③髁突；④穿孔处。

殆干扰的早期关节盘就有反应，表现为滑膜的水肿，此时若没有消除殆干扰因素，滑膜则细胞坏死、碎裂、脱落，关节盘的纤维肿胀、变性，最后关节盘穿孔。关节盘出现穿孔的位置多在负重区，这是一种不可逆性病变。

30. 颞下颌关节韧带

颞下颌关节韧带如图1-38所示。

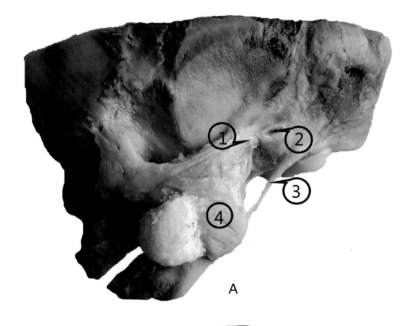

A. 从外侧面观察

①颞下颌韧带；②外耳道；③茎突下颌韧带；④咬肌。

A

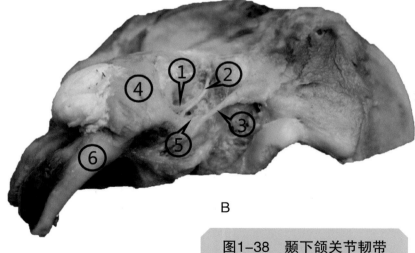

B. 从下方观察

①蝶下颌韧带；②下牙槽神经；③茎突；④咬肌；⑤茎突下颌韧带；⑥下颌骨。

B

图1-38　颞下颌关节韧带

颞下颌关节韧带对关节起稳固作用，传统描述共有3对，即颞下颌韧带、茎突下颌韧带和蝶下颌韧带。3对韧带对关节的稳固作用：颞下颌韧带防止关节向后脱位；茎突下颌韧带限制关节向前脱位；蝶下颌韧带除了有悬挂下颌的作用外，还有保护进入下颌孔的神经及血管被过度牵拉的作用。

实验模拟显示，分别离断颞下颌关节的3对韧带，可产生不同的关节失衡后果。

31. 盘-锤韧带

盘-锤韧带（从颅腔底内面方向观察）如图1-39所示。

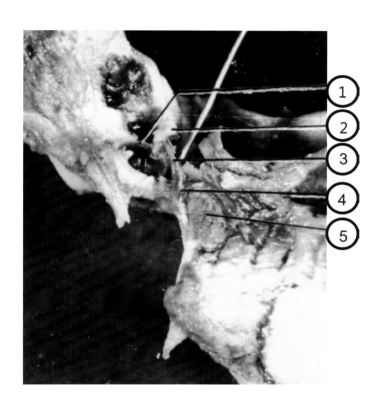

图1-39　盘-锤韧带
（从颅腔底内面方向观察）

①鼓膜；②锤骨；③盘-锤韧带；④关节盘后边缘；⑤髁突。

　　近年来，"盘-锤韧带"的发现，引起了广泛研究。盘-锤韧带起于中耳鼓室的锤骨，经鳞鼓裂穿出附着至关节囊内后壁和关节盘的颞后附着，功能不清楚。据推测，长期失牙后未修复而导致颞下颌关节紊乱，是与盘-锤韧带牵拉了听骨链有关，但这一学说目前仍在找寻更多的证据。

32. 面部表情肌

面部表情肌如图1-40所示。

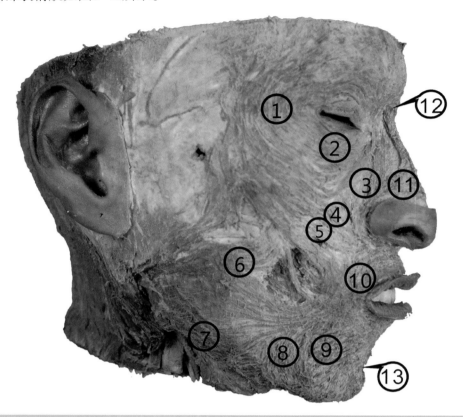

图1-40 面部表情肌

①眼轮匝肌眶部；②眼轮匝肌睑部；③上唇方肌内眦头；④上唇方肌眶下头；⑤上唇方肌外侧头；⑥笑肌；⑦颈阔肌；⑧三角肌；⑨下唇方肌；⑩口轮匝肌；⑪鼻肌；⑫降眉间肌；⑬颏肌。

　　表情肌是功能特化了的皮肌，可分为4组。耳周围组已经退化，只留下眼裂、口裂和鼻周围三组表情肌仍能清晰可辨，而且在收缩时可形成明显的颜面表情动作。表情肌起于骨面或筋膜，止于面部的皮肤，受面神经支配，收缩时面部皮肤的纹理发生变化而显示表情过程。围绕在口裂和眼裂周围的表情肌有两种排列方式，一类呈放射状，功能为开启颜面器官的孔与裂；另一类呈环形，功能为关闭这些器官的孔与裂。

　　口裂周围的表情肌除表情功能外，还有协助咀嚼、吞咽、吮吸和言语等多方面的功能。儿童时期口周围的轮匝肌功能不足，可导致错𬌗畸形，肌功能训练器即为此而设计。颜面区域的手术，除了注意按皮纹方向切口缝合、按神经血管走行方分离扩创外，还应注意表情肌行走方向及位置，否则术后易形成瘢痕疙瘩或导致口脸㖞斜而影响个体的容貌。

33. 颌面部肌

颌面部肌（一）如图1-41所示。

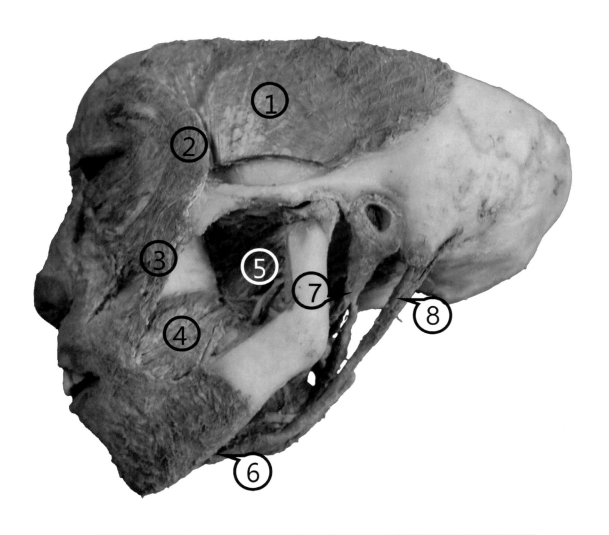

图1-41　颌面部肌（一）

①颞肌；②眼轮匝肌；③颧大肌；④颊肌；⑤翼外肌；⑥二腹肌前肌；⑦茎突及茎突诸肌；⑧二腹肌后腹。

　　颌面肌可分为"表情肌"和"咀嚼肌"两类。其中咀嚼肌又可划分为广义和狭义两种类型。狭义的咀嚼肌有4对（颞肌、咬肌、翼内肌、翼外肌），它们提下颌骨向上和关闭口裂，其中以颞肌的收缩力最大、咬肌次之，翼内肌的收缩力最小。研究显示，翼外肌并不直接产生提颌作用。广义的咀嚼肌包括二腹肌前腹、下颌舌骨肌和颏舌骨肌，它们的共同作用是降下颌，开启口裂。

颌面部肌（二）如图1-42所示，颌面部肌（三）如图1-43所示。

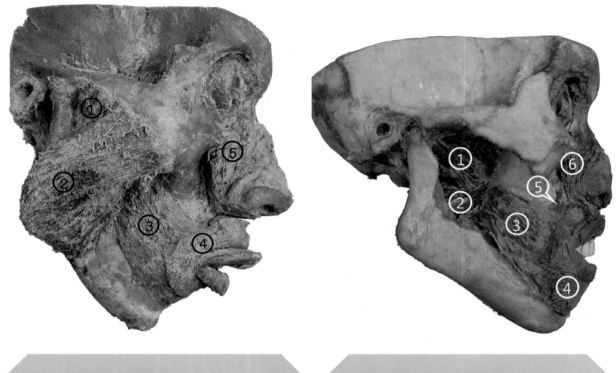

图1-42　颌面部肌（二）

①咬肌深层；②咬肌浅层；③颊肌；
④口轮匝肌；⑤上唇方肌眶下头。

图1-43　颌面部肌（三）

①翼外肌；②翼内肌；③颊肌；④口轮
匝肌；⑤尖牙肌；⑥上唇方肌眶下头。

　　张开口腔和关闭口腔是咀嚼过程的典型运动，翼外肌分别参与了这两个运动过程。提颌肌收缩力大小与提颌肌截面积大小成正比，同时又与肌纤维的力线方向有关（其中以颞肌收缩力最大，咬肌次之，翼内肌最小）。颞肌外观近似扇形，起点为颞窝广泛区域的骨面，止点为喙突及下颌支前缘；颞肌从颧弓深面穿过，故颧骨骨折或颧弓骨折，均可影响其张闭口过程。咬肌分深浅两层，起于颧弓和颧骨下缘，止点为下颌支的咬肌粗隆，咬肌与下颌支骨面间存在潜在间隙，虽然肉眼多难辨别，但当该间隙有感染化脓时，切开引流中钝性分离过程似有腔隙存在；咬肌间隙的感染可导致张口困难，通常采用麻醉咀嚼神经将受限的口腔张开。

　　颊肌虽然属表情肌，但在功能上与咀嚼过程更密切，颊肌肌纤维的延长部分加入了口轮匝肌的组成，收缩时使口裂关闭、口唇和颊部向口腔前庭方向挤压，在舌的配合下将食物固定在上、下牙弓的咬𬌗面，以利于食物的捣碎、碾磨，直至食物被粉碎达到吞咽阈值的颗粒状，或形成团块被送入咽腔。当颊肌瘫痪时，食物坠落、滞留在口腔前庭沟内，同时口裂关闭无力、口角流涎。

34. 舌外肌、舌内肌

舌外肌如图1-44所示，舌内肌如图1-45所示。

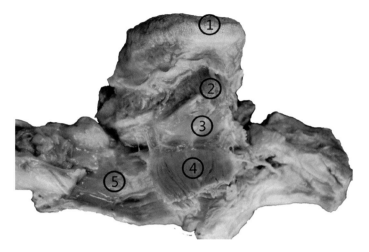

图1-44　舌外肌
（舌下结构已被展开）

①舌尖；②颏舌肌；③颏舌肌间间隙；④颏舌骨肌；⑤下颌舌骨肌。

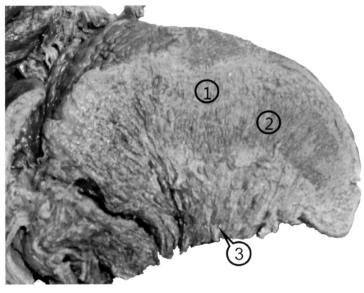

图1-45　舌内肌
（近中缝处矢状切）

①舌上纵肌；②舌垂直肌；③颏舌肌。

　　舌是口腔内的肌性器官，在咀嚼、吞咽、言语和感觉上均发挥重要功能。舌肌有舌内肌和舌外肌两类，舌内肌由垂直走向的垂直肌、左右方向的横行肌及前后方向的纵行肌共同交织成一个立体的网状结构。当舌内肌收缩时，舌的外形发生变化。而舌外肌（颏舌肌、茎突舌肌、舌骨舌肌和舌腭肌四对）起于周围的骨棘和肌筋膜，另一端止于舌内肌网格中，舌外肌终止部位多在舌的腹侧和舌根处，收缩时可将舌拉向各个方向，使舌的空间位置发生改变。

　　舌在左右两半的中缝位置有纤维形成的舌中隔。因此，舌内肌为左、右两组，并且血管的分布也是左、右独立走行，其间吻合甚少，故舌半切除有独特解剖优势。

35. 头颈部血管

头颈部血管如图1-46所示。

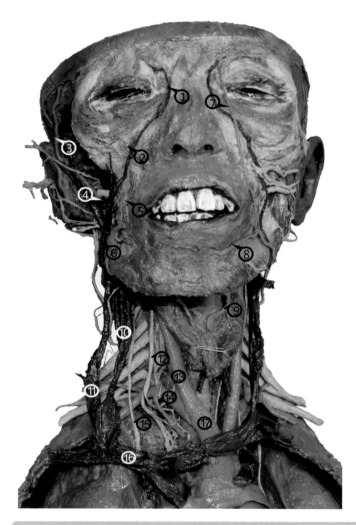

图1-46 头颈部血管

①内眦静脉；②面前静脉；③颞浅动脉；④面后静脉；⑤面动脉；⑥面总静脉；⑦内眦动脉；⑧下唇动脉；⑨甲状腺上动脉；⑩颈内静脉；⑪颈外静脉；⑫迷走神经；⑬右颈总动脉；⑭右锁骨下动脉；⑮膈神经；⑯头臂静脉；⑰头臂干。

供给头部、颈部的动脉来源于主动脉弓的分支，这些分支即颈总动脉和锁骨下动脉。头颈的静脉回流有深、浅层的差别，浅层组织的静脉多通过颈浅静脉注入锁骨下静脉，而深层的静脉回流则注入颈内静脉；锁骨下静脉和颈内静脉在颈根部合并为头臂静脉（汇合处构成静脉角），最后注入上腔静脉。

颈总动脉左右起始不一样，左侧直接起于主动脉弓，右侧则为锁骨下动脉和颈总动脉共干（头臂干）。锁骨下动脉分支除供颈部器官组织外，还发出椎动脉穿颈椎的横突孔入颅内，与颈总动脉的分支——颈内动脉，在颅内共同形成脑底动脉环。

头面部的动脉来源颈外动脉分支。颈外动脉的各分支在颜面形成丰富的吻合网，参与吻合的动脉可以是左右同名动脉，也可以为一条动脉干上同级分支的终末细支，这些吻合多围绕在口裂、眼裂、鼻腔前庭等部位。面部组织在运动时可对血管形成挤压，吻合支使血供始终处于充盈状态；面部的血管干还迂回行走，这种形态对开启口裂和眼裂时有减小张力的作用，这两种形态特征均利于面部组织器官的供血。颌面部的组织富有张力，血管干迂回在牵拉中存在缓冲，组织中动脉吻合又丰富，故颜面的创伤在清创缝合中，应尽量保留组织对位并精细缝合，预后通常良好。

颅内外动脉之间也存在丰富吻合，颅内外的静脉间也有众多交通支，这在保护生命重要器官时功能突出，但发生意外时也凶险无比，如颅外的感染可通过静脉的交通支扩散到颅内，颌面外伤出血时止血也很棘手。

36. 头颈部动脉

头颈部动脉如图1-47所示。

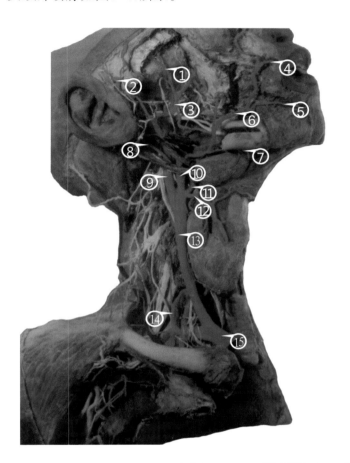

图1-47　头颈部动脉

①颞深动脉；②颞浅动脉；③上颌动脉；④上唇动脉；⑤下唇动脉；⑥面动脉；⑦颌下动脉；⑧耳后动脉；⑨颈内动脉；⑩颈外动脉；⑪舌动脉；⑫甲状腺上动脉；⑬颈总动脉；⑭肩胛颈干；⑮头臂干。

颈总动脉在行程中通常不发出分支，当行至甲状软骨高度时分出颈内和颈外两支动脉。颈总动脉分叉处有两个特殊结构，一是颈总动脉末端与颈内动脉起始处，血管壁膨隆形成颈动脉窦，这是一个压力感觉器，受刺激后可通过窦神经传达到脑干的舒血管中枢，然后再反射性扩张血管，使血压下降。颈动脉窦在颈淋巴清扫术中应尽量避免被刺激。另一结构称颈动脉体，大小如米粒，通过结缔组织连于颈动脉分叉处，为化学感觉器。当血液中二氧化碳浓度超过生理值时便感知刺激，通过窦神经传至脑干的呼吸中枢使呼吸加深加快，以呼出体内过多的二氧化碳。在罕见的病例报道中，颈动脉体可演变为"颈动脉体瘤"，该肿块与颈部其他包块鉴别时，主要是动脉体瘤在触诊时可以左右移动，但不能上下移动。在术中对于粘连严重的动脉体瘤施行分离时，若操作不当可引起颈动脉壁破裂，故一定要有周密的预案措施。

颈外动脉在颈部发出一系列分支，分别到达供血区域，动脉插管注射化疗药物或者某些区域手术需要结扎颈外动脉的分支时，常需要了解动脉分支的起始部位和动脉分支的异常形态。如甲状腺上动脉可以起始在颈总动脉末端，此时若以甲状腺上动作为辨别颈内外动脉的标志，则已失去参照作用。又如舌动脉与面动脉常起源共干，这在动脉逆行插管时应小心分辨。

37. 颌面部血管

颌面部血管如图1-48所示。

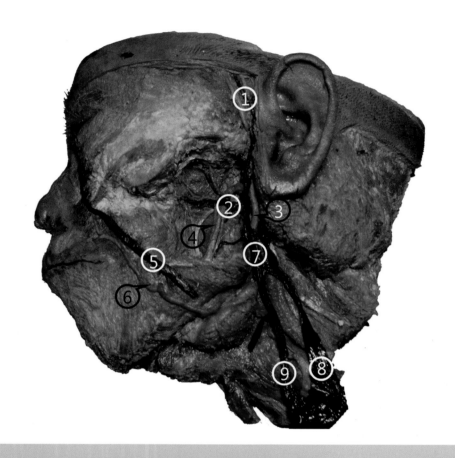

图1-48 颌面部血管

①颞浅动脉；②翼静脉丛；③颈外动脉；④下牙槽动脉；⑤面前静脉；
⑥面动脉；⑦面后静脉；⑧颈外静脉；⑨颈内静脉。

颌面的动脉来源于颈外动脉前壁的分支，以面动脉和上颌动脉两支为主要供给动脉；颌面的静脉回流分深浅两组，其间有交通吻合。面静脉的属支内眦静脉与眼静脉交通，眼静脉又与颅内海绵窦通连；面静脉向下后方注入面总静脉。面静脉管腔内缺少阻止血液反流的静脉瓣（部分有瓣者也存在发育不全），当颌面的疖肿化脓又被人为挤压时，可使菌血反流至颅内导致海绵窦感染，故两内眦间与口裂间的区域称"危险三角"。

在下颌支深面内侧的翼外肌浅面有上颌动脉第二段及其分支，还有翼静脉丛位于动脉浅面或与其交织，翼外肌的上缘、下缘与上下两头之间均有下颌神经的分支穿出，若在该处阻滞麻醉易伤及毗邻翼外肌的动脉、静脉，故操作中回抽针管有否回血往往是鉴别注入血管与否的关键。

38. 颌面部深静脉、颌面颈部浅静脉

颌面部深静脉如图1-49所示，颌面颈部浅静脉如图1-50所示。

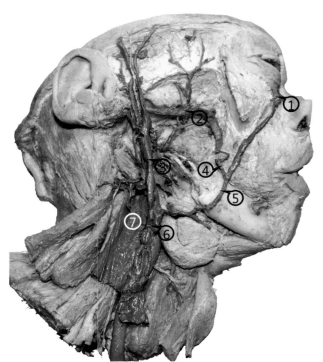

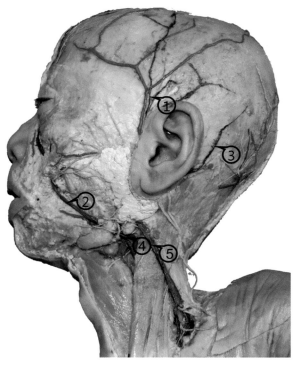

图1-49　颌面部深静脉

①内眦静脉；②翼静脉丛；③面后静脉；④面深静脉；⑤面前静脉；⑥面总静脉；⑦颈内静脉。

图1-50　颌面颈部浅静脉

①颞浅静脉；②面前静脉；③耳后静脉；④面总静脉；⑤颈外静脉。

　　虽然头面部和颈部的浅静脉和深静脉回流之间存在交通吻合，但深浅静脉干之间各自归属方向不同。

　　口腔颌面浅静脉始于内眦静脉，向下后方延续为面前静脉，当行于下颌角后方时与来自面后静脉的前支汇合，共同形成了面总静脉注入深面的颈内静脉。面后静脉由颞浅静脉与上颌静脉汇合而成，回流中接纳了耳后静脉，当行至下颌角的后方时分前支与面前静脉合成面总静脉，后支与耳后静脉汇合成颈外静脉，静脉干越过胸锁乳头肌的浅面向下注入锁骨下静脉。颞浅静脉与颞浅动脉伴行，走行在颞浅筋膜深面，当使用颞皮瓣修复面部创区时，这是一处理想的皮瓣设计取材处，可制作长蒂转移的皮瓣供应用。

　　口腔颌面部深静脉起源于翼静脉丛，翼静脉丛通过面深静脉（流经颊肌浅面）与面前静脉交通，向后形成上颌静脉注入面后静脉；翼静脉丛还通过颅底的卵圆孔导血管和破裂孔的导血管与海绵窦相通。

39. 枕部、面部淋巴结，颈部淋巴结

枕部、面部淋巴结如图1-51所示，颈部淋巴结如图1-52所示。

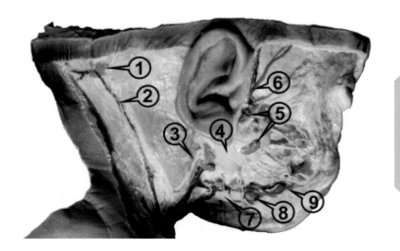

图1-51　枕部、面部淋巴结

①枕淋巴结；②枕小神经；③耳大神经；④腮腺；⑤腮腺淋巴结；⑥颞浅动脉；⑦下颌下腺；⑧下颌下淋巴结；⑨面动脉。

图1-52　颈部淋巴结

①枕淋巴结；②乳头淋巴结；③颈外侧上深淋巴结；④颈内静脉；⑤下颌下腺；⑥下颌下淋巴结；⑦腮腺；⑧颞浅动脉。

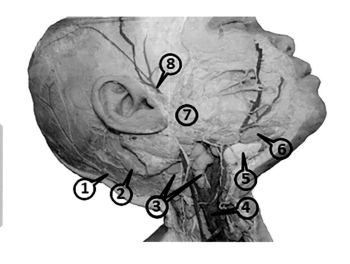

　　头颈部的淋巴回流须经过环形组和纵形组淋巴结滤过后才能回流至左右颈淋巴管内，部分淋巴液回流可至锁骨下干，最终通过淋巴导管注入静脉角。环形组淋巴结有6组。①枕淋巴结；②耳后淋巴结；③腮腺淋巴结；④颌下淋巴结；⑤面淋巴结；⑥颏下淋巴结。它们环绕颌面和颅后区一圈，使该区域的淋巴液在回流中经过处理，再进入下一级淋巴管向心性回流。以上淋巴结以群存在，每群内淋巴结数目多少不等，淋巴结多与血管相毗邻。有炎症激惹或吞噬异物后淋巴细胞集聚时，则刺激淋巴结肿大，同时颜色变深和质地变硬，使"结"清晰可见。如果淋巴结毗邻神经，肿大的淋巴结可压迫和刺激神经，引起局部疼痛或放射性疼痛。

40. 颌面部淋巴结

颌面部淋巴结如图1-53所示。

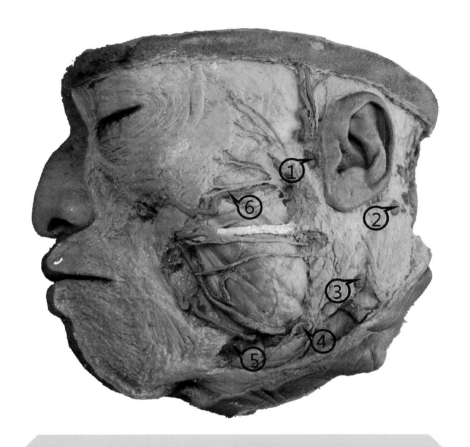

图1-53　颌面部淋巴结

①腮腺浅淋巴结；②耳后淋巴结；③颈浅淋巴结；④角淋巴结；⑤颌下淋巴结；⑥面横动脉。

纵形组淋巴结在颈部沿血管和神经呈纵形排列或分布，有些淋巴结则在器官旁散在排列，其位置离表层深浅不一，如咽后淋巴结、内脏旁淋巴结等。众多的颈深淋巴结沿颈内静脉排列，以肩胛舌骨肌为界分上下两组，其上方的称颈深上淋巴结，下方称颈深下淋巴结。纵形组淋巴结还接受环形组淋巴结的输出管淋巴回流。

淋巴结在淋巴液回流中有滤过作用，故输入区的炎症或肿瘤转移，首先累及的是该区域的淋巴结，这些病理因素刺激淋巴结内的组织肿胀、增生，或肿瘤细胞繁殖，均引起淋巴结质地改变而使检查中有异物感。肿瘤转移多为淋巴通道，且淋巴结对瘤细胞又有滤过和限制作用，所以肿瘤手术，除原位病变切除后，还应对病变处淋巴回流中淋巴结进行清扫术。

41. 头面部淋巴回流（透明法显示）

头面部淋巴回流（透明法显示）如图1-54所示。

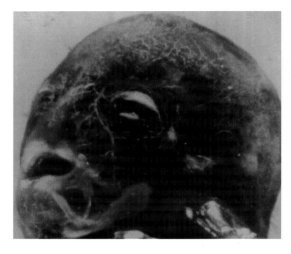
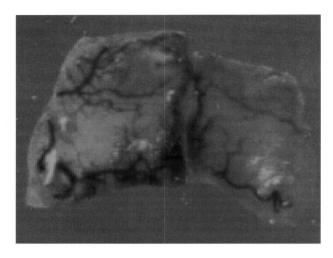

A

B

图1-54 头面部淋巴回流（透明法显示）

A.额、鼻、眶区淋巴管网；B.上唇内淋巴管网。

　　淋巴液回流是组织液循环的途径之一，毛细血管的静脉端回流不能实现组织液的全部交换，大分子物质多由淋巴道回流至血液内，因而一些病原体也通过淋巴管得到转移。不过淋巴液在回流过程中经过了淋巴结的滤过作用，从而使有害因素被淋巴结阻拦。某一区域的淋巴回流，多汇集到特定的淋巴结。基于此，若收集该区域淋巴结肿胀便成为诊断的参考。如枕淋巴结接受的是枕区及其附近的淋巴结回流，耳后淋巴结接受颞区及外耳道和乳突处的淋巴回流，若这些区域有炎症或病变则首先引起这些部位的淋巴结肿大。面部淋巴液首先注入颊淋巴结或腮腺区的淋巴结，最后回流至颈深上淋巴结，若这些区域的癌变转移，可致颈深上淋巴结肿大。口腔内器官和下唇区的淋巴首先流入颌下淋巴结和颏下淋巴结，最后注入颈深淋巴结。

　　回流该区域的淋巴管通常肉眼不能发现，只有通过注射特殊的染料后再使用透明方法，方可显示淋巴液在组织内的回流状况，显示在组织和器官内的淋巴管呈网状。

42. 面神经根及颅内结构

面神经根及颅内结构如图1-55所示。

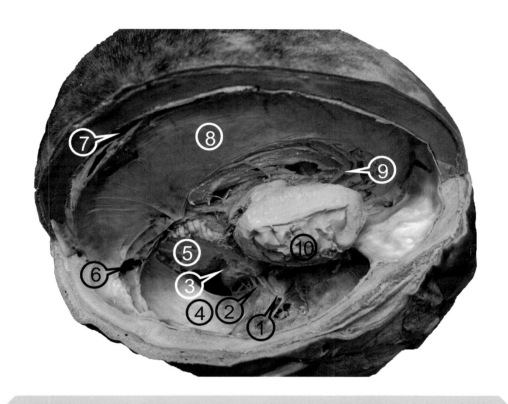

图1-55　面神经根及颅内结构

①面神经颅内段；②前庭蜗神经根；③脑干背面；④小脑幕；⑤小脑（矢状切断面）；⑥窦汇；⑦上矢状窦；⑧大脑镰；⑨大脑前动脉；⑩脑岛。

面神经从桥延沟的外侧出脑，向前外侧行走，穿内耳道底进入颅骨（颞骨）一段管道，再水平转向后外（面神经管内）行进一段距离后，弓行向下出茎乳孔至颅骨外（参考图1-26颞骨剖面观），出颅后未分支的一段称"面神经主干"。图示：覆盖"神经根"骨管上壁已被揭去，显露了面神经（外）膝和从膝分出的岩浅大神经。在面神经根的外侧有"第Ⅷ对脑神经根（该神经亦穿内耳门至内耳道底进入颞骨的岩部内）"。两神经根毗邻距离很近，位于脑桥小脑角处（此小脑半球整体移除，充分显露毗邻关系），此处的听神经瘤可压迫面神经根出现面瘫，除此外还有味觉异常和小脑受损的临床症状。

43. 颅内神经根及毗邻、颅内神经根

颅内神经根及毗邻如图1-56所示，颅内神经根如图1-57所示。

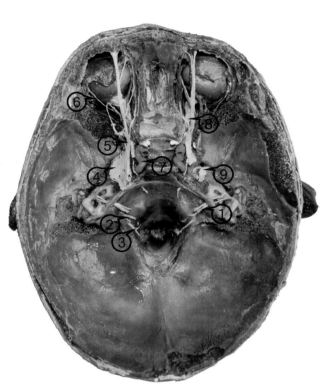

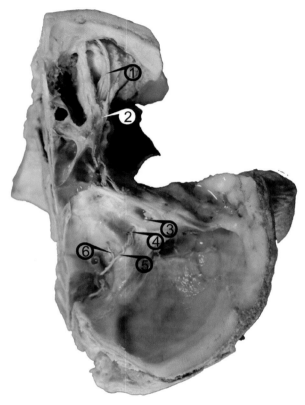

图1-56　颅内神经根及毗邻

①前庭蜗神经根；②迷走神经根；③舌咽神经根；④三叉神经节；⑤眼神经；⑥泪腺神经；⑦颈内动脉；⑧视神经；⑨下颌神经。

图1-57　颅内神经根

①鼻睫神经分支；②眼神经；③面神经根；④舌咽神经根；⑤副神经根；⑥舌下神经根。

三叉神经节位于颅中窝的三叉神经压迹处，向前发出三支：眼神经穿眶上裂入眶腔，上颌神经穿圆孔至翼腭窝，下颌神经出卵圆孔达颞下窝。面神经从内耳门进入内耳道，再穿颞骨岩部一段骨管（此已揭去部分骨壁），出茎乳孔达颅外。舌咽神经、迷走神和副神经均从颈静脉孔出颅。舌下神经从枕骨大孔的前外侧壁穿舌下神经管达颅外。

三叉神经节与破裂孔紧邻，三叉神经的纤维瘤若发生在三叉神经节，则应与三叉神经节邻近的岩部脑膜瘤相鉴别，普通X线不能充分显示或鉴别，往往需要使用注射药物加强CT才能明确诊断。三叉神经纤维瘤较小时，手术入路可选用改良Yasargil翼点入路，经颞骨开窗术后，抬起颞叶可显露蝶鞍外侧的诸多结构，如后床突、岩尖部处的海绵窦及肿瘤顶起的硬脑膜。

44. 三叉神经节及分支、三叉神经分支

三叉神经节及分支如图1-58所示，三叉神经分支如图1-59所示。

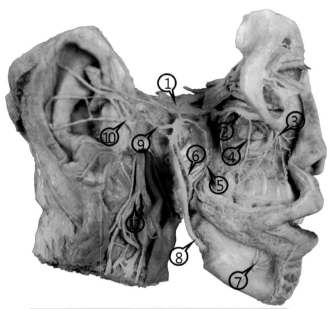

图1-58 三叉神经节及分支

①三叉神经节；②眶下神经；③眶下神经丛；④上牙槽中神经；⑤颊长神经；⑥舌神经；⑦额神经；⑧下牙槽神经；⑨耳颞神经；⑩面神经；⑪迷走神经。

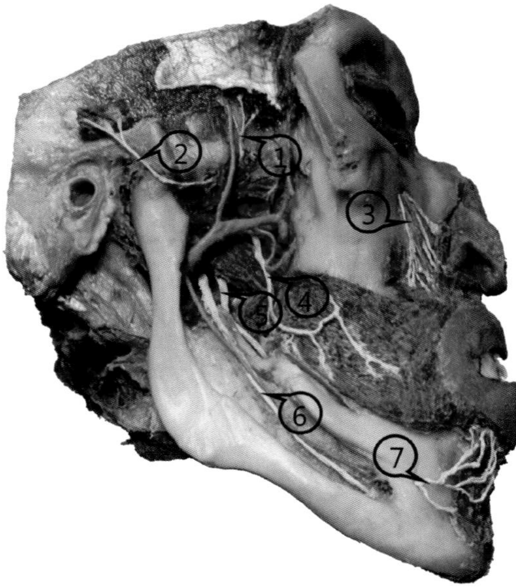

图1-59 三叉神经分支

①颞深前神经；②颞深后神经；③眶下神经丛；④颊长神经；⑤舌神经；⑥下牙槽神经和动脉；⑦额神经。

三叉神经是头面部的感觉神经，还发出支配咀嚼肌的运动神经。

三叉神经节向前外分出3支：①眼神经从眶上裂入眶腔，分支管理眶内组织的感觉和鼻腔顶部的普通感觉，鼻根部和额部的感觉也由眼神经分支管理。②上颌神经出圆孔达翼腭窝，再经眶下裂入眶下沟、眶下管，出眶下孔达面部，形成眶下神经丛。上颌神经在行程中发出分支管理鼻腔和上颌窦黏膜的感觉，终支至上颌牙的牙周膜及牙髓的感觉，面中1/3区域的皮肤也属上颌神经管理。③下颌神经出卵圆孔至颞下窝，发出分支管理下颌牙的牙周膜、牙髓、舌黏膜和口腔壁的感觉，口裂以下面部皮肤的感觉和颞区的感觉也属下颌神经分支管理。在下颌神经的前干中还含有支配颞肌、咬肌、翼内肌、翼外肌、下颌舌骨肌和二腹肌前腹的运动纤维。

三叉神经分布有两个特点：①以眼裂和口裂作两条横线，将颜面分上、中、下三部分，眼神经、上颌神经和下颌神经依次管理这3个区域的感觉。该定位对寻找三叉神经痛的"扳机点"有实用意义。②眼神经和上颌神经为单纯的感觉神经，而下颌神经为具有感觉和运动的混合神经。

45. 三叉神经分支（面颅矢状切）

三叉神经分支（面颅矢状切）如图1-60所示。

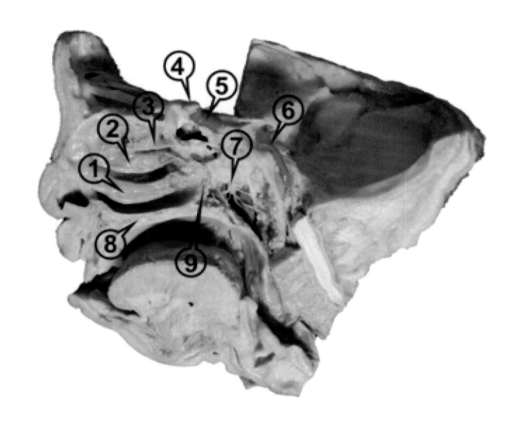

图1-60　三叉神经分支（面颅矢状切）

①下鼻甲；②中鼻甲；③上鼻甲；④视神经；⑤颈内动脉；⑥基底动脉；
⑦翼腭神经节；⑧腭；⑨上颌神经终末分支。

上颌神经出圆孔后达翼腭窝内，分出数支管理颜面和面侧深区的感觉，其中一支称"神经节支"的穿蝶腭孔附近的神经节分出一系列细小支达鼻腔侧壁和腭部，同时又导入这些部位腺体的分泌神经纤维。

46. 面神经分支（儿童）、面神经分支（成人）

面神经分支（儿童）如图1-61所示，面神经分支（成人）如图1-62所示。

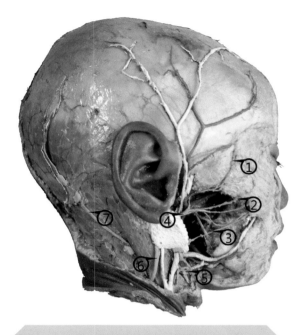

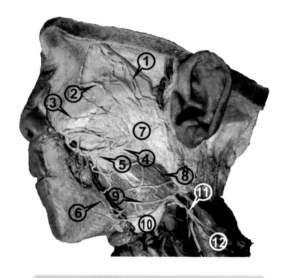

图1-62　面神经分支（成人）

①面神经颞支；②面神经颧支；③面神经上颊支；④腮腺导管；⑤面神经下颊支；⑥面动脉；⑦腮腺；⑧咬肌；⑨面神经下颌缘支；⑩下颌下腺；⑪副神经；⑫胸锁乳突肌。

图1-61　面神经分支（儿童）

①面神经颧支；②面神经上颊支；③面神经下颊支；④面神经颞面干；⑤面神经颈支；⑥耳大神经；⑦枕小神经。

面神经的颅外段分支支配面部表情肌，管理表情肌的运动。表情肌的起止、分布各异，收缩后功能作用不同，所以面神经受损后的症状也多种多样。如面神经的颞支受损多为闭眼障碍，而颊支受伤则可导致鼓腮困难、口角流涎、鼻唇沟消失或变得平坦等症状，下颌缘支损伤后出现该侧下唇瘫痪，表现为严重的口角㖞斜。

面神经主干出茎乳孔后，先在颞下窝越过茎突浅面，继而向前下外穿越腮腺实质并将腺体分为深浅两叶；走行的神经可在腺实质内先分为颞面、颈面两干，再由两干发出5组分支，也可以是主干直接发出5支或逐渐分出5支（即干线型）至支配的表情肌。5组分支：①颞支；②颧支；③上、下颊支；④下颌缘支；⑤颈支。5组分支共计11～12束纤维，纤维末梢直达被支配的表情肌。

面神经在腮腺实质内走行中，多从颈外动脉和面后静脉干的浅面跨过（或从两血管间穿过）呈交叉关系，因此在腮腺瘤术中结扎血管时要保护面神经，这两者在剥离中应谨慎。当面神经的5组纤维束分别从腮腺上缘、前缘和下缘呈放射状穿出时，有如下解剖特点值得在应用中参考。面神经颧支跨过颧骨的浅面处易受外力撞击受伤；面神经颊支在腮腺导管浅面多形成网状，腮腺术中结扎导管时易误伤神经支；面神经的下颌缘支在前行过程中可跨过面动脉和面前静脉的浅面，也可穿行两血管之间，当颌下腺摘除术中处理这两条血管时，应避免损伤面神经下颌缘支。

47. 头颈部神经

头颈部神经如图1-63所示。

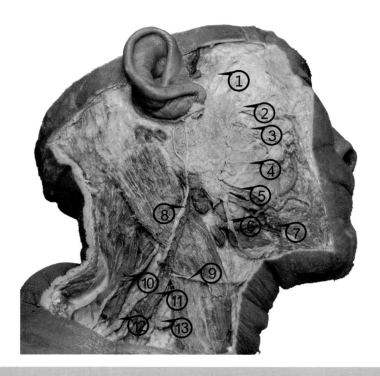

图1-63　头颈部神经

①面神经颞支；②面神经颧支；③面神经上颊支；④面神经下颊支；⑤面神经下颌缘支；⑥面神经颈支；⑦颌下淋巴结；⑧耳大神经；⑨颈横神经；⑩副神经；⑪颈外静脉；⑫锁骨上神经；⑬锁骨上淋巴结。

颜面、额部和颞侧至头顶的感觉由三叉神经分支管理，颈部和项部区域内的感觉则由颈神经丛发出分支支配。

胸锁乳突肌后缘中1/2处颈丛皮神经浅出，呈放射状散开分成4支：沿胸锁乳突肌后缘上行的枕小神经（司项部和枕部皮肤感觉）；越过胸锁乳突肌浅面上行达耳垂方向的耳大神经（司颈侧和腮腺表面皮肤感觉）；向前越过胸锁乳突肌浅面达颈前区的颈前皮神经（司颈三角区皮肤感觉）；向后外下方向与胸锁乳突肌形成夹角的锁骨上神经（司颈后三角区的皮肤感觉）。

神经分支在穿出胸锁乳突肌后缘中点（1/2处）的地方，由于神经纤维束在此点先集中后才散开，被命名为"神经点"。颈部区域的手术可以选在神经点实施阻滞麻醉；神经点的周围有颈浅淋巴结，当淋巴结受激惹肿大时可压迫神经引起放射性疼痛；耳大神经与颈浅静脉相伴行，用该区域的皮瓣可以设计成带神经和血管的组织块来修复颌面部的较大缺损区。锁骨上神经毗邻副神经，二者的鉴别点：副神经从胸锁乳突肌穿过进入斜方肌，而锁骨上神经则沿胸锁乳突肌后缘下行，在颈侧区手术时应仔细分辨，若损伤副神经则可影响斜方肌功能。

第二章

口腔颌面局部解剖

1. 颜面部表面标志

颜面部表面标志如图2-1所示。

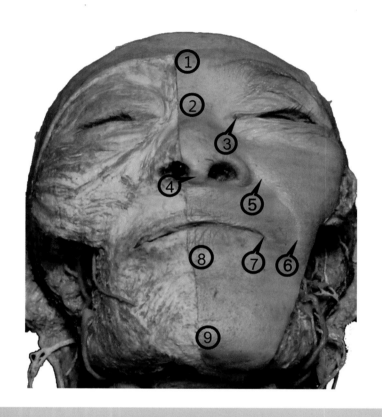

图2-1　颜面部表面标志

①眉间点；②鼻根点；③内眦；④鼻小柱；⑤鼻面沟；⑥唇面沟；⑦口角；
⑧颏唇沟；⑨颏下点。

　　颜面以"发际线、眼裂、口裂"和"下颌骨下缘"作4条横线将其划分为3个等高区域，称为面部"三停"。再用一侧"眼裂"宽度将整个颜面垂直划分为5个眼宽距离，此称"五眼"。国人在作画和颜面美容整形术中，均将"三停五眼"视为颜面构架的标准。上二停的高度可因面颅发育良好而得到完好外形支撑，并且形态稳定，而下一停1/3的高度受影响因素较多，使得其高度发生变化影响容貌。因素一：上下颌牙齿完整时面颊丰满，当牙冠咬殆面严重磨损可使面下1/3的垂直高度变矮，天然牙缺失后这一特征更明显。因素二：青少年时期颞下颌关节受伤或关节强直，可导致面下部区域发育畸形（小颌或鸟嘴），这些均可使颜面比例失调需要做手术矫形。

　　图2-1从中线将颜面划分为左右两区对称比较，一侧保留皮肤，另一侧剔去皮肤，显露浅筋膜和表情肌，展示表情肌延伸方向及血管和神经走行规律。

2. 颌面部表面标志

颌面部表面标志如图2-2所示。

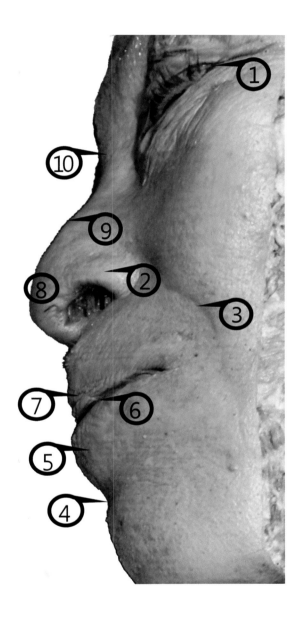

图2-2　颌面部表面标志

①眼角；②鼻翼；③鼻唇沟；④颏唇沟；⑤下唇；⑥口裂；⑦上唇；⑧鼻尖；⑨鼻背；⑩鼻根。

颜面"五眼"中间区域为鼻所在位置，上、下"三停"距离，外鼻也几乎有"一停"高度，故鼻在颜面存在具有重要的美容参照作用，因而有"鼻为颜中王"的美誉。鼻外形挺拔刚劲有形，从鼻尖至鼻根线条流畅，中间隆起的嵴称"鼻梁"，鼻根轻微隆起直至"黄金分割点"。鼻的下端与上唇间有明显转折点称鼻下点，从鼻下点至鼻尖的区域称"鼻底"，鼻底中线处有"鼻小柱"分隔左右前鼻孔；从鼻尖两侧至鼻底外扩呈穹隆状称"鼻翼"；外鼻形态下半为软骨支撑，上半至鼻根为骨支撑。鼻的外形与人的种族特征有关，外伤和某些特殊疾病可使鼻的外形受到毁坏，在外鼻再造中应该参考患者的民族特点。

颜面皮肤纹青年时期很隐匿，这与皮下脂肪丰富和皮肤弹性好有关。实际面部皮肤纹每个人都有，这是表情显露的结构基础。但随着岁月流逝，颜面皮肤纹理加深，则显现出皱纹，给人的印象就是衰老。皱纹被划分为两类：①动力性皱纹，出现的位置多在眼角和口角处；②重力性皱纹，这些皱纹多在两颊和颏下部出现。面部皱纹出现与皮肤失水、弹性降低有关，也与局部组织堆积、缺乏匀称相联系。当手术除皱应该遵循以下原则：颜面手术切口位置应隐蔽，且顺着皮纹方向作切口；术后皮肤紧张度应该将动态因素考虑其中；组织切除的多少应严格遵循左右对称原则。

3. 口唇表面标志

口唇表面标志如图2-3所示。

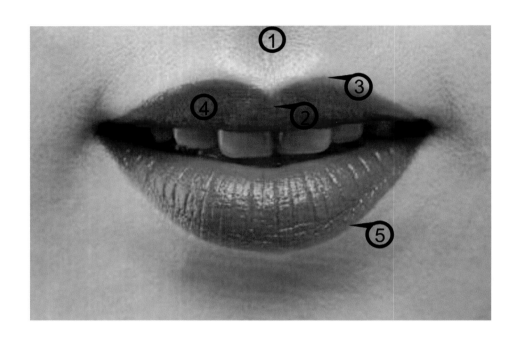

图2-3　口唇表面标志

①人中沟；②唇珠；③唇峰；④唇红；⑤唇红缘。

颜面"五官"形态与位置是否协调、比例是否匀称，对个体的容貌均有影响。因此在颜面整形美容术中，首先考虑的应该是五官的匀称和协调关系，而不是过分强调某一局部外形。

唇分为上唇和下唇，唇部皮肤向黏膜的移行区有"唇红缘"，上唇的唇红缘呈弓箭的弓背状，高起部分称"唇峰"，中央突起的红唇部分称"唇珠"，下唇的唇红部分呈月牙形。外伤缝合或唇裂修复术时，应注意恢复唇红外形，以免造成畸形。唇红是体内较特殊的一种组织，如果损失很难找到合适的替代组织。

4. 口腔壁（平咬合截面观）

口腔壁（平咬合截面观）如图2-4所示。

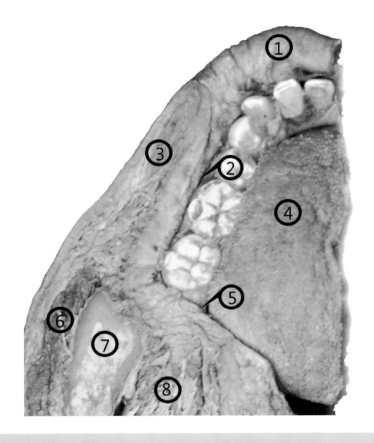

图2-4　口腔壁（平咬合截面观）

①唇；②口腔前庭沟；③颊（水平截面）；④舌；⑤磨牙后垫；
⑥咬肌（断面）；⑦下颌支（断面）；⑧翼内肌（断面）。

口腔前壁为唇、两侧为颊、上界为腭、下以口底为界所组成，前以口裂通外界，后以咽峡续咽腔。其空间又以上、下牙弓及牙槽突所被覆黏膜将其划分为固有口腔和口腔前庭两部分。口腔侧壁（颊）有6层结构，由外至内：①皮肤；②皮下组织；③颊筋膜；④颊肌；⑤黏膜下层；⑥颊黏膜。颊肌收缩可将食物推向上、下牙弓粭面进行咀嚼，若颊肌瘫痪，则食物坠落并滞留在前庭沟内。平下颌牙弓的水平断面上，可见颊部组织与舌后方咽壁相延续；在下颌支的截断面外侧为咬肌、内侧为翼内肌断面；翼内肌与下颌支之间为翼下颌间隙，其间隙内有下牙槽神经和血管；下颌支与咬肌之间为咬肌间隙。咬肌间隙肉眼观并不明显，当化脓性炎症时，钝性分离有脓液溢出才真正体会咬肌间隙存在。

5. 口腔侧壁（矢状切面观）、口腔上壁（腭面观）

口腔侧壁（矢状切面观）如图2-5所示，口腔上壁（腭面观）如图2-6所示。

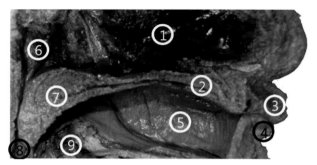

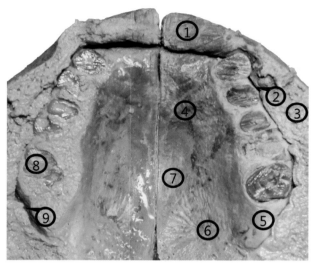

图2-5　口腔侧壁（矢状切面观）

①下鼻甲；②硬腭前部；③上唇；④下唇；⑤颊（黏膜面）；⑥鼻咽部；⑦软腭；⑧口咽部；⑨口底黏膜深面的血管、神经显露。

图2-6　口腔上壁（腭面观）

①上唇；②前庭沟；③颊部（断面）；④硬腭前部；⑤上颌牙槽黏膜游离缘；⑥腭小凹；⑦上腭硬区；⑧上颌第二磨牙水平截面；⑨前庭沟。

腭又名"口盖"，前为硬腭，后为软腭。硬腭由上颌骨的腭突和腭骨的水平板共同组成支架，上被覆软组织。腭呈穹隆状，分隔鼻腔和口腔，口腔面的硬腭近穹顶处缺乏黏膜下层，少有缓冲能力，故在做义齿基托时需设计缓冲区；后方的软腭由腭肌和腱膜形成支架，再附着黏膜软组织。在口腔面硬、软腭移行处黏膜面有一小凹陷（腭小凹），为全口义齿基托后缘的止点。义齿基托若越此处，则会导致义齿固位不好，同时使戴牙者产生恶心感觉。腭在胚胎发育时为左右突起在中线融合而成，孕期若母体感染某些疾病以致影响胎儿的正常发育生长过程，则会使发育中胎儿出现腭裂畸形。"腭裂封闭"在婴幼儿时期就可手术，关键是麻醉能否实施，手术时间越早越好，以尽早建立语言、吞咽、咀嚼的生理过程。

6. 口腔壁（颌面矢状切）

口腔壁（颌面矢状切）如图2-7所示。

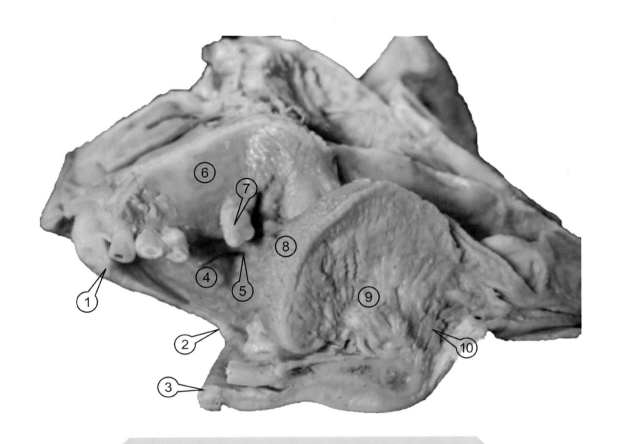

图2-7 口腔壁（颌面矢状切）

①上唇；②口角；③下唇；④颊；⑤腮腺管乳头；⑥腭；
⑦第二磨牙；⑧舌背黏膜；⑨颏舌肌；⑩颏舌骨肌。

口腔前外侧壁由唇和颊形成，上壁借腭与鼻腔相分隔，下壁为口底肌肉和软组织封闭，其后经咽峡通联咽部。口腔又被牙和牙槽突及黏膜分为口腔前庭和固有口腔两部分。

在口腔前庭的颊黏膜对应上颌第二磨牙处，黏膜有一丘形隆起，即腮腺导管乳头，为腮腺导管的开口，腮腺逆行造影插管在此注入造影剂。导管开口周围区域常是麻疹斑疹出现最早的位置，往往先于皮肤疹出现，这在诊断中有重要意义。

7. 口腔下壁（平牙弓咬合面切观察）、口腔底外面观（除去了皮肤和颈浅筋膜）

口腔下壁（平牙弓咬合面切观察）如图2-8所示，口腔底外面观（除去了皮肤和颈浅筋膜）如图2-9所示。

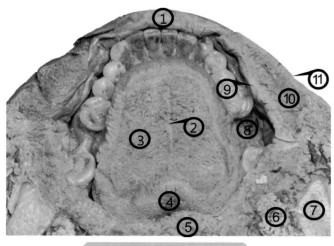

图2-8 口腔下壁（平牙弓咬合面切观察）

①下唇；②舌中缝（镰状韧带）；③舌肌水平截面；④舌根；⑤咽后壁；⑥翼内肌；⑦下颌支；⑧缺牙形成的间隙；⑨颊部黏膜面；⑩颊部断面；⑪颊部皮肤面。

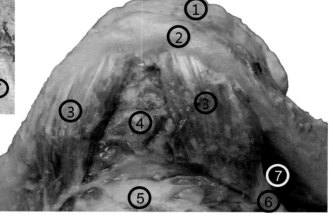

图2-9 口腔底外面观（除去了皮肤和颈浅筋膜）

①下颌骨牙槽缘；②下颌骨下缘；③二腹肌前腹；④颏下三角；⑤舌骨体；⑥二腹肌中间腱；⑦颌下三角。

口底又称舌下区，为位于舌体和口底黏膜之下、下颌舌骨肌和颏舌骨肌之上与下颌骨体内侧面及舌根之间的部分。舌是横纹肌组成的肌性器官，舌背向腭呈穹隆状隆起而高出下颌牙弓的咬𬌗平面，在平下颌牙弓𬌗面将舌作水平切面时，在该水平切面上可以见到中缝处的镰状韧带和舌内横肌。

舌在口腔内可以多方位地自由活动，也可以做多形态的运动。口底的黏膜与舌腹两侧的黏膜相互移行，切开黏膜可直达颏舌肌和颏舌骨肌的两侧（舌下区），舌下区的外壁为下颌骨的内侧，舌下区的底为下颌舌骨肌和舌骨舌肌。下颌舌骨肌还形成颏下三角的顶，颏下三角内除了颏下淋巴结和少量脂肪组织外，无重要结构。颏下三角的感染多为腺源性，可影响患者张口运动。颏下区感染化脓后，可手术切开引流，切口顺下颌体作弧形、钝性分离引流，但不可伤及下颌舌骨肌。

8. 口底肌肉及结构、舌背形态

口底肌肉及结构如图2-10所示，舌背形态如图2-11所示。

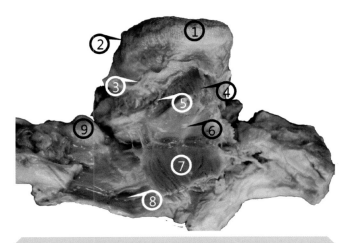

图2-10 口底肌肉及结构

①舌尖；②舌体侧缘；③舌腹黏膜游离缘；④颏舌肌；⑤舌深动静脉；⑥颏舌肌间间隙脂肪；⑦颏舌骨肌；⑧下颌舌骨肌；⑨舌下腺。

将舌从口底肌与下颌骨离断游离，充分暴露舌及舌外肌。舌动脉在舌根外侧分为舌深动脉和舌下动脉，舌深动脉向前上方行走在颏舌肌两侧直至舌尖腹侧，在口底舌系带两侧手术应注意舌深动脉。颏舌肌和颏舌骨肌所夹持的空间内有少量疏松结缔组织和脂肪组织，该空间即颏舌肌间间隙。颏舌肌间间隙感染可使舌肿胀，运动受限，亦可产生吞咽困难。

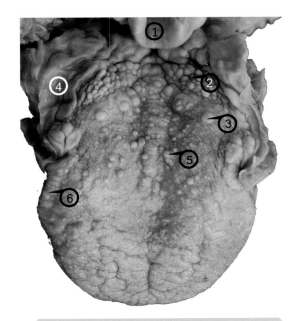

图2-11 舌背形态

①会厌；②豆状乳头；③轮廓乳头；④腭扁桃体；⑤菌状乳头；⑥叶状乳头。

舌外形可分左右两缘、背腹两面；在舌的背面从后向前可划分为舌根、舌体和舌尖三部分。以人字形界沟为界，前方的舌体和舌尖区域除了一般感觉外，还是辨别味觉的功能区。在舌背的黏膜可见轮廓乳头、菌状乳头和叶状乳头，乳头内有味蕾；另在舌黏膜上还有白色的丝状乳头，它们由角化了的上皮形成，放大观察为刺状小突起，若上皮角化加速或过度角化不脱落，在食物色素的浸染下变成毛刷状的"黑毛舌"。舌根由淋巴组织覆盖，外观呈结节状起伏不平，称"豆状乳头"，有时黏膜深面的静脉颜色渗透至表面，其暗淡色彩应与真实的舌疾病相区别。舌体和舌尖的黏膜与肌层结合紧密，无延展性，颜色红润，舌表面脱落的上皮、食物残渣与唾液混合后形成舌苔。

9. 舌根毗邻（舌矢状切）、舌下区的结构

舌根毗邻（舌矢状切）如图2-12所示，舌下区的结构如图2-13所示。

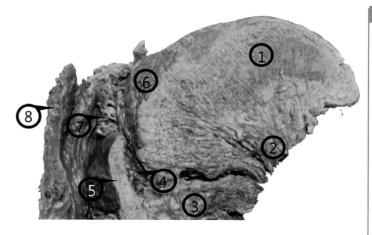

图2-12 舌根毗邻（舌矢状切）

①舌垂直肌；②颏舌肌；③舌骨舌肌；④会厌谷；⑤会厌；⑥舌根；⑦舌腭弓；⑧咽后壁。

舌的体积几乎占据了整个口腔空间，并借助终止于舌腹的肌与口底相连。舌前2/3是活动最灵活部分，当其伸出口外时舌体的厚度变薄；舌根部肌肉厚实，穹隆状的隆起形成口咽前壁，肌肉间夹杂有少量脂肪组织，当个体肥胖时，舌根部的脂肪组织也增多，使得舌根过分肥大而向后压迫气道，加之睡眠时肌肉张力又下降，这是肥胖个体较易出现鼾症的原因之一。因而有人提议用手术矫形的方法，可以解决睡眠中鼾症问题。会厌与舌根之间有深陷的盲袋称"会厌谷"，此处是异物容易滞留的地方。

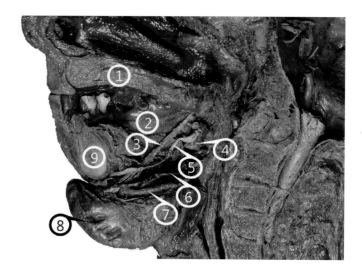

图2-13 舌下区的结构

①硬腭；②口底黏膜；③舌神经；④颌下腺深叶；⑤颌下腺导管；⑥舌下静脉；⑦舌下动脉；⑧舌侧缘（舌已下翻）；⑨下颌骨。

口腔内的舌体向下方翻转后，舌腹的黏膜与口底的黏膜被切开分离，显露舌下间隙内的结构：舌神经螺旋形交叉颌下腺导管，紧邻颏舌肌的是舌下动脉和静脉；真正供给舌体的血管是舌深动脉，两侧的舌深动脉从舌腹向舌背方向发出垂直分支，直达舌背黏膜的深面，并在黏膜下形成动脉网。用舌瓣修复腭部缺损，通常在舌背顺其长轴设计一长条状组织瓣，让瓣蒂保留在舌尖方向，用带蒂的舌瓣封闭腭缺损区后，观察成活情况，最后离断蒂端。舌在口腔内距离腭区近（制作的瓣张力小），舌的供血又丰富，移植的组织瓣易成活。

10. 鼻腔侧壁的结构（正中矢状切），鼻腔侧壁与鼻旁窦的开口（矢状切）

鼻腔侧壁的结构（正中矢状切）如图2-14所示。鼻腔侧壁与鼻旁窦的开口（矢状切）如图2-15所示。

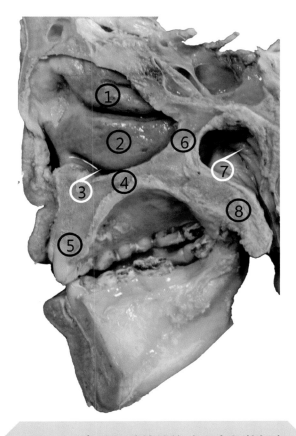

图2-14　鼻腔侧壁的结构（正中矢状切）

①中鼻甲；②下鼻甲；③下鼻道；④硬腭；⑤上颌骨牙槽突；⑥鼻中隔；⑦咽鼓管圆枕；⑧软腭。

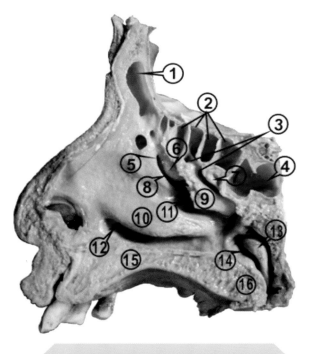

图2-15　鼻腔侧壁与鼻旁窦的开口（矢状切）

①额窦；②筛窦；③筛窦开口；④蝶窦；⑤额窦开口；⑥筛泡；⑦上鼻甲；⑧半月裂孔；⑨中鼻甲；⑩下鼻甲；⑪中鼻道；⑫鼻泪管开口；⑬咽鼓管圆枕；⑭咽鼓管咽口；⑮硬腭；⑯软腭。

腭形成口腔顶，亦构成鼻腔底。在颌面发育不足个体上，往往腭盖高拱，因而鼻腔的空间变小，在患者前方用第一位置姿势检查时，鼻腔内结构往往显露也不清晰。鼻腔侧壁上有3道卷曲状隆起，分别称下鼻甲、中鼻甲和上鼻甲，鼻甲外侧壁之间的沟称鼻道，当鼻甲肿胀时，鼻道挤呈缝隙状，除非使用黏膜血管收缩剂，否则难以辨别鼻道及鼻道内鼻旁窦开口（中鼻道有上颌窦开口和额窦、筛窦前小房开口，下鼻道有鼻泪管开口）。从鼻后孔向前观，可见上、中、下三个鼻甲呈粉红色，鼻腔顶部有呈浅黄色的嗅黏膜；在鼻咽侧壁上可以见到咽鼓管圆枕和咽鼓管咽口。

11. 上颌窦位置及毗邻

上颌窦位置及毗邻如图2-16所示。

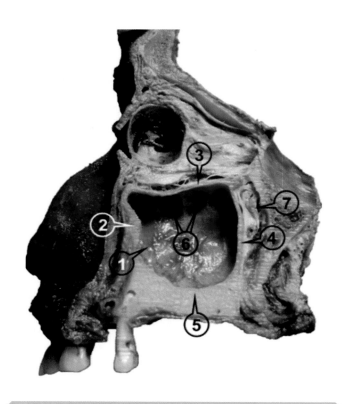

图2-16 上颌窦位置及毗邻

①上颌窦；②上颌窦前壁；③上颌窦上壁；④上颌窦后壁；⑤上颌窦下壁；⑥上颌窦开口；⑦翼腭窝。

图2-16显示经上颌前磨牙远中面平行于矢状颅上的切面，将上颌窦与周围的毗邻关系显示如下：①上颌窦外壁已移除。②在上颌窦内壁上可见通往的上颌窦开口，开口位置接近上颌窦顶部，故头直立位不利上颌窦内渗出液引流。③上颌窦后壁毗邻翼腭窝，故上颌窦的肿瘤向后压迫翼腭窝处的相关结构导致疼痛。④上颌窦上壁构成了眶腔的下壁，当上颌窦手术时搔刮上颌窦上壁，有可能损伤眶下神经和眶内结构。⑤上颌窦下壁为上颌牙槽突的基座部分，有时上颌窦下壁薄至牙根尖就暴露在上颌窦内，因而上颌窦的鼻旁窦炎症可被误判为牙髓炎，反之会将慢性牙髓炎诊断为鼻旁窦炎；同时过薄的底壁，在种植义齿中也往往难于固位，需要进行上颌窦提升或植骨。⑥上颌窦前壁在尖牙窝处最薄，有人建议从此处开窗达后壁行翼腭窝的手术，远比从外侧的手术入路便捷、安全。

12. 咽与喉矢状切显示、喉形态（掰开后壁显示）

咽与喉矢状切显示如图2-17所示，喉形态（掰开后壁显示）如图2-18所示。

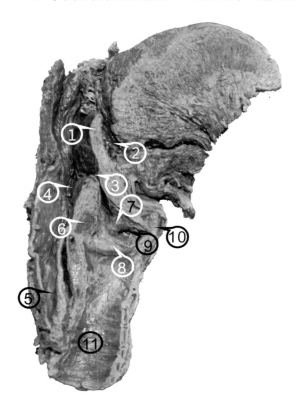
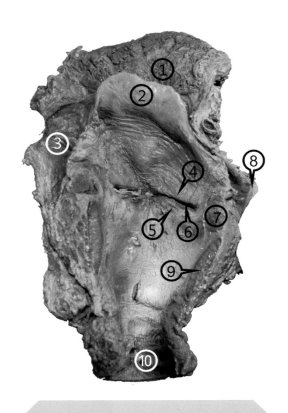

图2-17　咽与喉矢状切显示

①会厌；②会厌谷；③喉口；④梨状隐窝；⑤食管壁；⑥杓状软骨；⑦前庭襞；⑧声皱襞；⑨喉室；⑩甲状软骨；⑪气管壁。

图2-18　喉形态（掰开后壁显示）

①舌体；②会厌；③咽腔壁；④前庭襞；⑤声皱襞；⑥喉室；⑦杓横肌；⑧舌骨大角；⑨甲状软骨；⑩气管壁。

　　标本可以清晰显示会厌和会厌谷，然而由于舌背中间隆起会遮蔽视线，看不见会厌及其周围毗邻，需使用喉镜观察。会厌后方是喉口；喉口在个体吞咽时是否被会厌所遮蔽，以避免食物坠入气管之中，此一论述目前存在争论，有人报道术中嘱咐患者吞咽时，并未见到会厌覆盖喉口的过程。

　　在喉腔内侧壁上有两对皱襞，下方一对称"声皱襞（又称声带）"，为发音器官，而上方的一对称"前庭襞（假声带）"起辅助作用。

　　喉咽在喉口的高度左右径变大，其空间向前下通喉口，向下方延续为食管，在作气管插管操作时，因为吞咽反射和进入角度的关系，柔软的器械很容易进入食管。

　　吞咽中喉头在提肌作用下上举，舌根前移，从而使喉咽腔前后径变大，食团直接坠入食管上端，紧接着是食管从上至下的蠕动推挤食团，这可能是吞咽过程的真实写照，因为在X线下观察到影像亦相同。

13. 鼻道与鼻旁窦开口、咽的交通与毗邻

鼻道与鼻旁窦开口如图2-19所示，咽的交通与毗邻如图2-20所示。

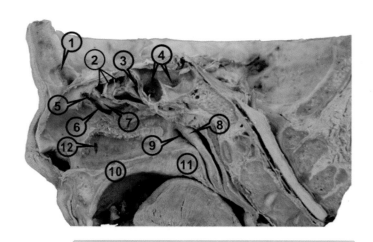

图2-19　鼻道与鼻旁窦开口

①额窦；②筛窦；③蝶筛隐窝；④蝶窦；⑤额窦开口；⑥半月裂孔；⑦筛泡；⑧咽鼓管圆枕；⑨咽鼓管咽口；⑩硬腭；⑪软腭；⑫鼻泪管开口。

在鼻腔侧壁上有3对卷曲称"鼻甲"的结构，在每一鼻甲的下方有一呈前后走行的沟，称鼻道。在下鼻道的前方有鼻泪管开口，此即泪囊通过鼻泪管排泪液至鼻腔的出口。在中鼻道的前方有半月形沟，此处有额窦和筛窦的前群开口；半月形沟的底部称半月裂孔，为上颌窦之开口。在中鼻甲后方近上鼻道尽头有蝶筛隐窝，此处有蝶窦和筛窦后群的开口。

鼻腔的黏膜与鼻旁窦内的黏膜彼此相互延续，故鼻腔内的黏膜发炎时也可蔓延至鼻旁窦，产生炎症。由于鼻旁窦的开口通向鼻旁窦的位置并非都在窦腔的低点，引流鼻旁窦内的炎性分泌物常与体位有关。

咽为消化道和呼吸道的共同通道，其形态似挤压变扁的漏斗状，左右径大于前后径，上宽下窄。咽分为上、中、下三段，前壁不完整，分别通鼻腔、口腔和喉腔。侧壁有咽鼓管咽口通中耳鼓室，鼓膜内陷时可在此加压以纠正鼓膜形态。

咽向前下通喉口，向下续食管，故气管插管的方向应向前倾斜，否则会误入食管内。咽顶部隔枕骨斜坡毗邻颅后窝，前上方邻蝶窦，故鼻咽部的肿瘤可向颅内转移或累及蝶窦。

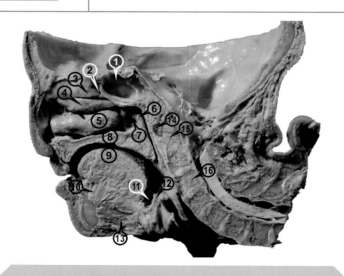

图2-20　咽的交通与毗邻

①蝶窦；②蝶筛隐窝；③上鼻甲；④中鼻甲；⑤下鼻甲；⑥咽鼓管圆枕；⑦咽鼓管咽口；⑧腭；⑨舌；⑩颏舌肌；⑪舌会厌谷；⑫会厌；⑬颏舌骨肌；⑭第一颈椎；⑮第二颈椎；⑯第三颈椎。

14. 颌面浅层结构

颌面浅层结构如图2-21所示。

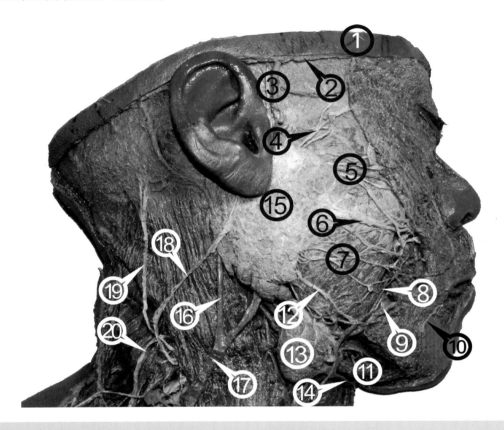

图2-21 颌面浅层结构

①皮肤；②皮下组织；③耳颞神经；④面神经颞支；⑤面神经上颊支；⑥腮腺导管；⑦面神经下颊支；⑧面前静脉；⑨面动脉；⑩颊神经；⑪二腹肌前腹；⑫面神经下颌缘支；⑬颌下腺；⑭颏下静脉；⑮腮腺；⑯耳后静脉；⑰颈外静脉；⑱耳大神经；⑲枕小神经；⑳锁骨上神经。

颌面浅层展示切除皮肤、皮下组织后，该区域内血管和神经分布、走行方向及其相互之间的毗邻关系。颌面部的手术往往复杂而精细，除了手术切口方向应与皮肤纹理走向一致外，在手术过程中组织分离、病变组织切除等，均涉及浅层内的血管和神经。

腮腺咬肌区浅面，以腮腺为中心，上缘由后向前排列着耳颞神经、颞浅静脉、颞浅动脉和面神经颞支；腮腺前缘自上而下为面神经颧支、面横动脉及静脉、面神经上颊支、腮腺导管、神经下颊支、面神经下颌缘支；在腮腺下缘从前向后为面神经颈支、面后静脉、耳后静脉和耳大神经。面神经分支均穿越腮腺实质，并将腮腺分为深、浅两叶。

腮腺浅面除了耳大神经外没有重要结构，而腮腺的上缘、前缘、下缘则血管和神经密集分布。

15. 颌面深层结构

颌面深层结构如图2-22所示。

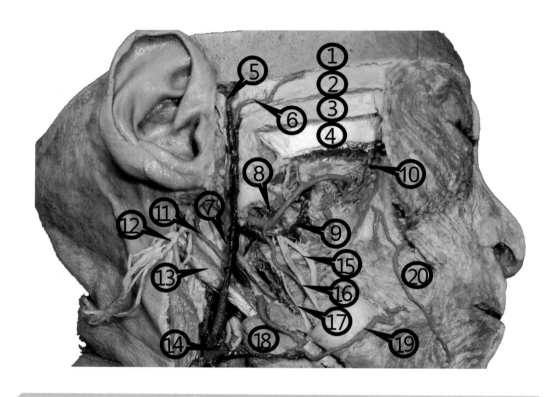

图2-22　颌面深层结构

①皮肤；②皮下组织；③颞深筋膜浅层；④颞肌；⑤颞浅静脉；⑥颞浅动脉；
⑦颈外动脉；⑧翼外肌；⑨上颌静脉；⑩翼突上颌裂（位置）；⑪耳后动脉；
⑫面神经（翻开）；⑬二腹肌后腹；⑭面总静脉；⑮舌神经；⑯下牙槽神经；
⑰下颌舌骨肌神经；⑱下颌下腺；⑲面动脉；⑳颊肌。

　　颌面部深层结构及毗邻可以下颌骨为参照。①在下颌（骨）支后缘纵行的结构有颈外动脉、面后静脉和耳颞神经，从面后静脉和颈外动脉浅面越过的为面神经主干及分支（以上结构穿行在腮腺实质内）；②在下颌（骨）体浅面斜行跨越是面动脉和面前静脉；③在下颌（骨）支深面有上颌动脉及其分支（下牙槽动脉、颊动脉、颞深动脉等），翼静脉丛及其属支，翼外肌及其毗邻的神经（上头穿出颞深神经，两头间穿出颊长神经，下头下缘穿出舌神经、下牙槽神经和耳颞神经）；④在下颌（骨）支前内侧为颊筋膜覆盖的颊肌，筋膜浅面有腮腺导管末段、颊长神经、面深静脉、颊淋巴结。

16. 头颈部浅层

头颈部浅层如图2-23所示。

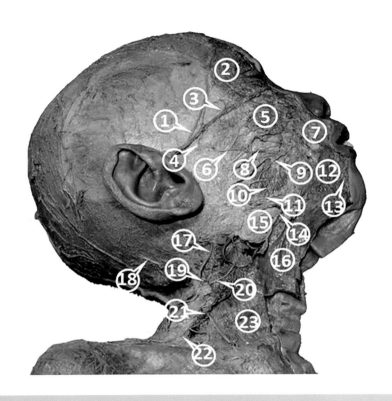

图2-23　头颈部浅层

①面神经颞支；②眼轮匝肌；③面横静脉；④面神经颧支；⑤颧大肌；⑥面神经上颊支；⑦上唇方肌；⑧腮腺导管；⑨面神经下颊支；⑩咬肌；⑪面神经下颌缘支；⑫降口角肌（三角肌）；⑬下唇方肌；⑭面动脉；⑮下颌下腺；⑯颈阔肌；⑰耳大神经；⑱枕小神经；⑲神经点；⑳颈横神经；㉑颈外静脉；㉒锁骨上神经；㉓胸锁乳突肌。

剥离皮肤后显露浅筋膜，面部浅筋膜与颈部浅筋膜在结构上有差异，同时临床意义也各有特点。面部浅筋膜较为致密，结缔组织中纤维多，这些纤维连于表情肌与皮肤的真皮层之间，以致表情肌收缩直接拉拽皮肤产生纹理变化（即表情动作）。面神经分支和血管位于浅筋膜深面呈网状走行，故面部的手术切口不宜深透浅筋膜。用钝分离法使浅层结构与深筋膜之间游离出一定空间，这在除皱手术中尤为重要，否则易导致面神经损害和表情肌挛缩。

颈部皮下浅筋膜中夹杂有脂肪组织，并且其组织疏松，称皮下组织，颈阔肌位于皮下组织内。牵拉颈部的皮肤，其皮下疏松，并且皮肤延展性好。在颈部手术中，虽然常将皮下组织与皮肤一并切开翻转，但在缝合伤口时，皮肤、皮下应各自对位缝合，特别重视颈阔肌的对位与否，以免日后形成颈部瘢痕。剔去颈部皮下组织后，露出颈区浅层的神经和血管，在胸锁乳突肌后方有颈丛皮神经，胸锁乳突肌浅面有颈外静脉。颈部皮肤疏松，皮下组织内血管和神经又较丰富，是一处设计带血管和神经的组织瓣的理想部位。

17. 颈外侧浅层

颈外侧浅层如图2-24所示。

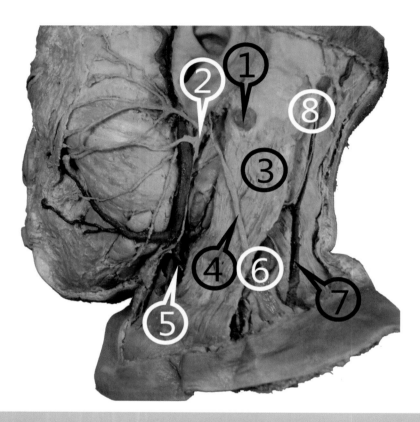

图2-24 颈外侧浅层

①耳后淋巴结；②面神经颈面干；③胸锁乳突肌；④耳大神经；⑤面总静脉；⑥神经点及颈浅淋巴结；⑦颈外静脉；⑧枕淋巴结及枕小神经。

颈浅筋膜组织层较厚，呈蜂窝状，其间夹有颈阔肌，高龄以后组织张力下降，颈部皮肤松弛下坠出现皱褶。

在颈部，胸锁乳突肌是一个重要的标志或手术参照点，胸锁乳突肌起于胸锁关节和锁骨内侧端，斜行向后上止于颞骨乳突。胸锁乳突肌将颈部划分成多个区域，穿行在颈部的大血管和神经干，几乎都在胸锁乳突肌深面（或同一层面的深面）。胸锁乳突肌浅面有耳大神经、颈横神经、颈外静脉和颈浅淋巴结，后缘毗邻有颈皮神经的浅出点（神经点）、锁骨上神经、副神经之一段，前缘毗邻的重要结构为颈动脉三角内容。

在颈浅层手术，只要不超过胸锁乳突肌的深面或在胸锁乳突肌前缘不逾越颈血管鞘，通常不会伤及颈部的重要神经和血管。

18. 颌面部和颈部浅层结构

颌面部和颈部浅层结构如图2-25所示。

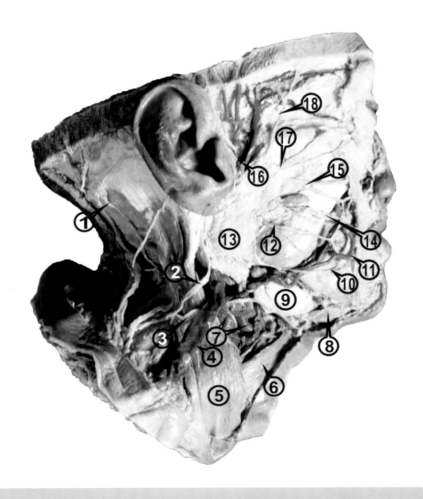

图2-25　颌面部和颈部浅层结构

①枕小神经；②耳大神经；③颈横神经；④颈外静脉；⑤胸锁乳突肌；⑥肩胛舌骨肌；⑦颈内静脉；⑧二腹肌前腹；⑨下颌下腺；⑩面神经下颌缘支；⑪面动脉；⑫面神经下颊支；⑬腮腺；⑭腮腺导管；⑮面神经上颊支；⑯耳颞神经；⑰面神经颧支；⑱面神经颞支。

揭开颌面和颈部的皮肤和浅筋膜后，其深面的结构则被暴露显示。从腮腺边缘穿出的面神经分支呈放射状走行达表情肌。在耳屏前方显露的耳颞神经和颞浅动脉、颞浅静脉跨过颧弓根部直达颞区；在咬肌前下角有面动脉和面前静脉与面神经下颌缘支形成交叉关系。胸锁乳突肌浅面有颈外静脉和耳大神经、颈横神经两条皮神经跨越。

19. 头颈部深层结构

头颈部深层结构如图2-26所示。

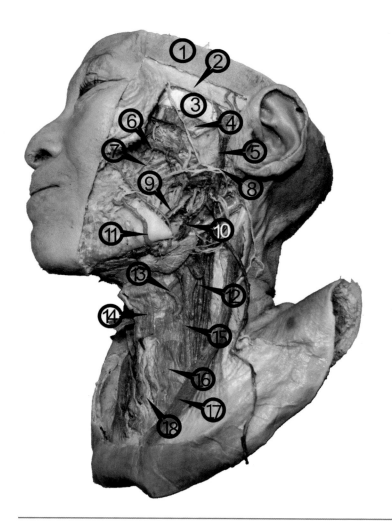

图2-26 头颈部深层结构

①皮肤；②皮下组织；③颞深筋膜；④颞肌；⑤颞浅动脉；⑥上颌动脉；⑦颊长神经；⑧面神经干；⑨下牙槽动脉；⑩颈外动脉；⑪面动脉；⑫颈内静脉；⑬甲状腺上动脉；⑭胸骨舌骨肌；⑮颈总动脉；⑯胸骨甲状肌；⑰胸锁乳突肌；⑱喉返神经。

颜面部深层结构与颈部深层结构相延续，因为颈部的大血管不论是分支还是属支均位于同一层面内，来源于颅内的神经干从面侧深层至颈深层也几乎在同一层面内，并且血管及神经在伴行中由结缔组织包绕成束，此结构特征使得相邻区域的炎症变得容易相互扩散；在血管和神经行进的通道中还有淋巴通道（淋巴结和结间淋巴管），这在肿瘤的转移中也成了途径之一；寒性脓肿的扩散更是顺着这些组织潜在的间隙蔓延。

面侧深层结构显示可将一侧下颌骨截去，将下颌后窝至翼下颌间隙、颞下间隙的结构全部暴露，这些结构位于茎突和茎突诸肌、翼内及翼外肌的浅面；颈深层结构位于胸锁乳突肌的深面，当牵拉开胸锁乳突肌后，颈血管鞘及其沿鞘排列的颈深淋巴结清晰可辨，颈外动脉及颈外动脉分支、颈内静脉和颈内静脉的属支从颈深区向面侧深区延续，迷走神经及其分支、舌咽神经、副神经和舌下神经走行其间。

20. 颈部血管和神经毗邻关系

颈部血管和神经毗邻关系如图2-27所示。

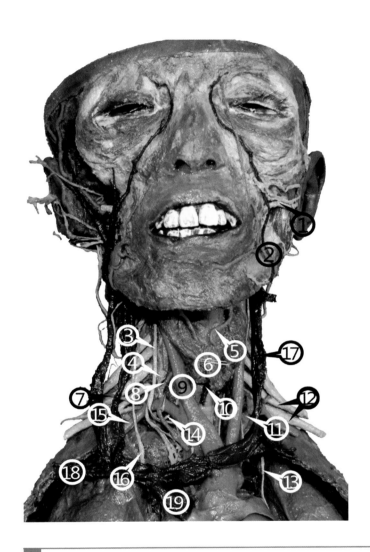

图2-27 颈部血管和神经毗邻关系

①腮腺导管；②面动脉、面前静脉；③迷走神经；④颈交感干（神经）；⑤甲状腺上动脉；⑥甲状腺；⑦肩胛上动脉；⑧甲状腺下动脉；⑨右颈总动脉；⑩甲状腺下静脉；⑪甲状颈干（动脉）；⑫臂丛神经；⑬左膈神经；⑭喉返神经；⑮锁骨下动脉；⑯右膈神经；⑰颈内静脉；⑱锁骨下静脉；⑲上腔静脉。

颈是连接头面、上肢和躯干的桥梁，中线区从前至后有呼吸系统的喉、气管和消化系统的咽、食管，两侧为跨越在头颈、上肢及躯干之间的大血管和神经。在体内颈部各器官表面被覆软组织，并被肌肉和筋膜遮盖，血管和神经在走行中彼此间既有伴行也有交织。

颈部筋膜是辨别手术层次的基础，甲状软骨和舌骨则是度量器官上下高度的"标尺"。颈部深筋膜由浅入深可分四层（浅层、中层、脏器筋膜层、深层）：①浅层致密包被整个颈部器官、血管和神经（除浅静脉和皮神经）；②中层筋膜在颈前区舌骨以下并包被舌骨下肌群，遮盖甲状腺和它的血管、喉的血管和神经、气管和气管前方的淋巴结；③颈脏器筋膜在颈前贴护在内脏器官表面，向两侧形成颈血管鞘包裹了颈总动脉、颈内动脉、颈内静脉、迷走神经；④深层筋膜的后方有交感神经链、颈丛和臂丛神经、膈神经、椎前血管，深层筋膜在甲状软骨水平以下向前外侧延展到颈根部，最后构成了腋鞘。

21. 平咬合面显示的结构

平咬合面显示的结构如图2-28所示。

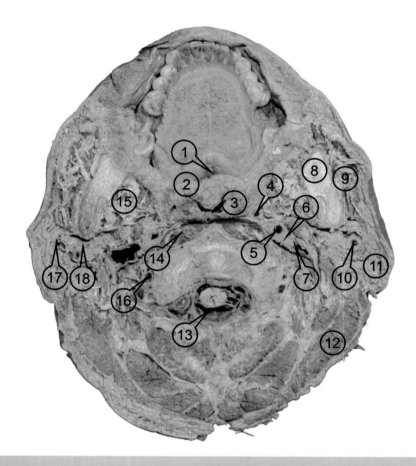

图2-28　平咬合面显示的结构

①舌根；②软腭；③咽后壁；④咽升动脉；⑤颈内动脉；⑥迷走神经；⑦颈内静脉；⑧下颌支；⑨咬肌；⑩颈外动脉；⑪腮腺；⑫胸锁乳突肌；⑬蛛网膜腔；⑭颈长肌；⑮翼内肌；⑯椎动脉；⑰面后静脉；⑱颈外动脉。

　　如图2-28显示平咬合平面至第1—2颈椎之间的截面，颈部的血管和神经束被截断后呈点（片）状分布的毗邻关系。下颌支在下颌孔处被切断，骨截面外侧为咬肌断面；内侧系翼内肌断面，骨与肌间为"翼下颌间隙"，内有下牙槽神经和血管。毗邻下颌支后方呈三角形组织块则为"腮腺"截断面，近皮肤截面有颈外动脉和面后静脉穿越了腮腺组织；腮腺与咽壁之间区域为"腮腺床"，腮腺床即颈内静脉、颈内动脉、迷走神经、舌咽神经、副神经、舌下神经和茎突及其诸肌被结缔组织包裹充填，在腮腺与咽之间构成一道组织屏障。以上血管和脑神经也是"咽旁间隙"的实质内容。被截断的颈椎有椎管和脊髓的断面展示，椎动脉位于横突孔内。

22. 下颌管与下颌牙根尖间的关系

下颌管与下颌牙根尖间的关系如图2-29所示。

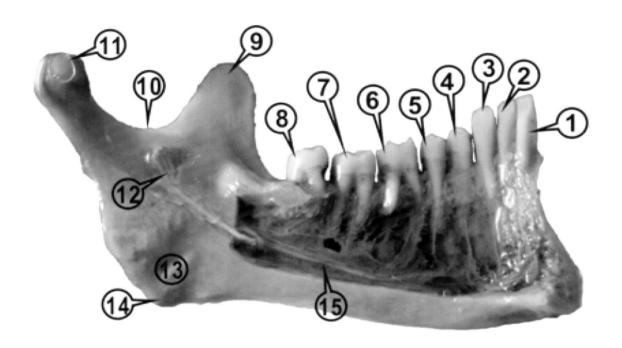

图2-29　下颌管与下颌牙根尖间的关系

①中切牙；②侧切牙；③尖牙；④第一前磨牙；⑤第二前磨牙；⑥第一磨牙；⑦第二磨牙；⑧第三磨牙；⑨冠突；⑩下颌切迹；⑪髁突；⑫下颌孔；⑬翼肌粗隆；⑭下颌角；⑮下牙槽动脉。

下颌管从下颌孔始，经下颌支至下颌体内，全程都走行在内、外骨板之间，然而下颌管的壁并不完整，当越过下颌尖牙根尖下方时，已完全没有了骨管形态结构。下颌管内有下牙槽神经和下牙槽动脉、静脉，这些结构在骨管内先形成丛，再由丛发出分支至牙髓和牙周。下颌管从第三磨牙根尖下方至下颌尖牙根尖下方，其距离逐渐远离，故牙缺失后行种植义齿时，在后牙区应避免种植体误入下颌管损伤下牙槽神经。第三磨牙阻生时，常有下颌管上壁变薄而临近根尖，因使用劈冠术或挺牙脱位时，有将骨片或牙根推入下颌管内的风险。

23.腮腺咬肌区、腮腺深面结构与毗邻

腮腺咬肌区如图2-30所示，腮腺深面结构与毗邻如图2-31所示。

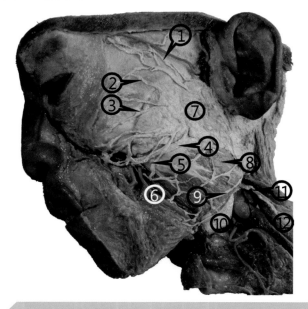

图2-30　腮腺咬肌区

①面神经颞支；②面神经颧支；③面神经上颊支；④腮腺导管；⑤面神经下颊支；⑥面动脉；⑦腮腺；⑧咬肌；⑨面神经下颌缘支；⑩下颌下腺；⑪副神经；⑫胸锁乳突肌。

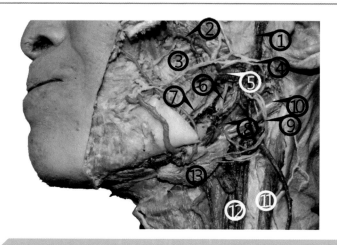

图2-31　腮腺深面结构与毗邻

①颞浅动脉；②上颌动脉第二段；③翼外肌；④面神经颞面干；⑤上颌动脉第一段；⑥舌咽神经；⑦下牙槽神经动脉；⑧颈外动脉；⑨面神经颈面干；⑩二腹肌后腹；⑪胸锁乳突肌；⑫颈内静脉；⑬下颌下腺。

腮腺咬肌区实际由两部分组成：①腮腺区；②咬肌区。腮腺在外形上近似一倒立的锥形，分一底、一尖、三面。底向上毗邻外耳道，尖向下位于下颌角后方，前内侧面紧贴下颌支并被挤压一纵沟，后内侧面被胸锁乳突肌上段也挤压成一纵沟，两沟使腮腺在水平切面上呈"葫芦"状，"葫芦底"就是腮腺外侧面；"葫芦嘴"指向咽侧壁紧邻颈内动脉、颈内静脉和后4对脑神经（即腮腺床内容）；"葫芦颈"处被面神经及其分支穿越划分为腮腺浅叶和腮腺深叶；在腮腺内纵行穿越有颈外动脉和面后静脉。发生在腮腺浅叶的混合瘤可以不伤及面神经和其他重要结构就予以切除。腮腺被致密结缔组织形成的鞘包裹，鞘壁还深入腺实质将其分隔成许多腮腺小叶，腮腺鞘在毗邻咽侧壁处缺无，故炎性化脓分泌物可进入咽旁间隙内，而在腮腺浅面则触及不到脓肿波动感。

咬肌区位于腮腺浅叶前方，咬肌上附颧弓和颧骨，下至下颌骨的咬肌粗隆，咬肌浅面从上至下排列着面神经上颊支、面横动脉及静脉、腮腺导管、面神经下颊支和下颌缘支，有时面前静脉和面动脉跨越咬肌前下角。咬肌与下颌支之间有潜在的咬肌间隙（参图2-30），下颌切迹处有咬肌的神经和血管跨越。

24. 颌下三角的内容及毗邻

颌下三角的内容及毗邻如图2-32所示。

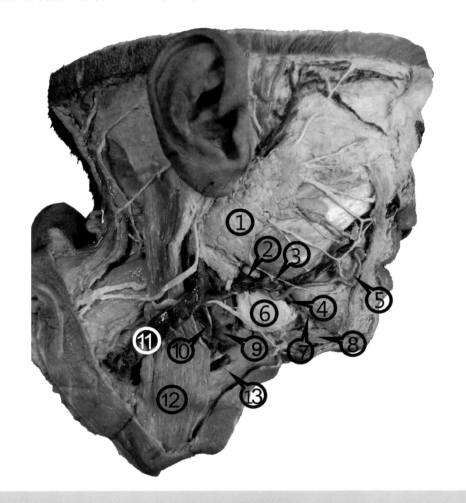

图2-32　颌下三角的内容及毗邻

①腮腺；②颌下淋巴结；③面动脉；④颏下动脉；⑤面动脉；⑥下颌下腺；⑦颌下淋巴结；⑧二腹肌前腹；⑨颈外动脉；⑩颈内静脉；⑪颈外静脉；⑫胸锁乳突肌；⑬肩胛舌骨肌。

颌下三角由下颌骨下缘，二腹肌前、后腹共同围成，颌下三角的底由下颌舌骨肌、舌骨舌肌、咽上缩肌构成。颌下三角后上毗邻腮腺区，后下方紧邻颈动脉三角区，前内侧与颏下三角毗邻，颌下三角的底在舌骨舌肌和下颌舌骨肌之间有一裂隙通舌下区。颌下三角内有颌下腺、面动脉、颏下动脉、面前静脉、面神经下颌缘支及颈支、舌神经腺支、舌下神经、颌下腺导管起始段、颌下淋巴结等诸多结构。颌下三角与周围毗邻关系密切，神经和血管在行走中又跨越多个区域，故颌下三角内的手术往往与邻近区存在结构联系。

25. 颌下三角的层次，边界和底

颌下三角层次（一）、层次（二）、层次（三）、层次（四），边界和底如图2-33所示。

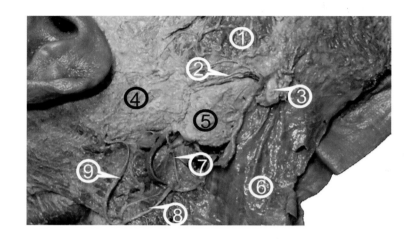

A.颌下三角层次（一）

①咬肌下颌附着处；②面神经下颌缘支；③皮下组织；④腮腺浅面；⑤下颌下腺浅叶；⑥颈阔肌；⑦面神经颈支；⑧颈横神经；⑨耳大神经。

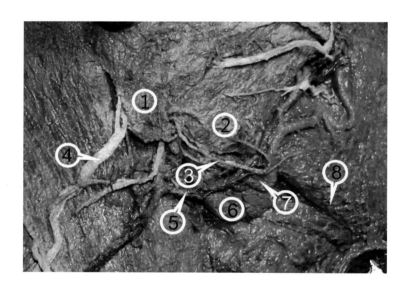

B.颌下三角层次（二）

①腮腺；②咬肌下颌骨附着处；③面神经下颌缘支；④耳大神经；⑤面前静脉；⑥下颌下腺浅叶；⑦面动脉；⑧下颌骨下缘。

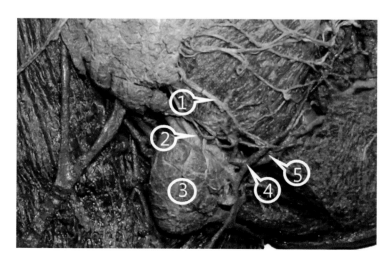

C.颌下三角层次（三）

①面神经下颌缘支；②舌下神经；③下颌下腺（被拉向后下方）；④面前静脉；⑤面动脉。

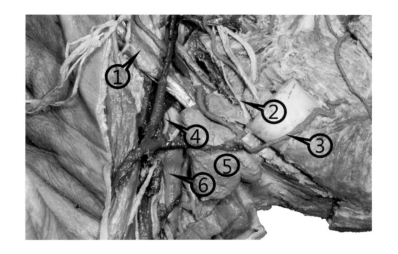

D.颌下三角层次（四）

①二腹肌后腹；②下颌舌骨肌神经；③面动脉；④副神经；⑤下颌下腺；⑥颈外动脉。

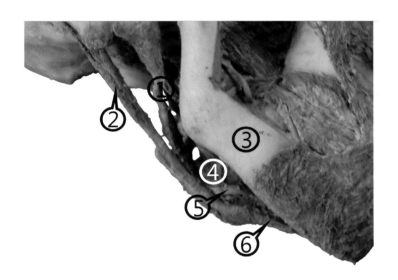

E.颌下三角边界和底

①茎突及茎突诸肌；②二腹肌后腹；③下颌骨（体）；④舌骨舌肌；⑤舌下神经；⑥二腹肌前腹。

图2-33 颌下三角的层次，边界和底

颌下三角由浅入深的层次：①皮肤；②颈浅筋膜；③颈深筋膜浅层。

层次（一）剔去皮肤，浅筋膜内有颈阔肌，本区与毗邻区的血管和神经跨界分布；层次（二）颈浅筋膜被清除，其遮盖的神经血管显露，从上至下排列着面神经下颌缘支、面前静脉、面动脉、颌下腺浅叶；层次（三）颈深筋膜浅层形成的颌下腺鞘被剥离，牵拉下颌下腺向后下方，显露了腺体深面的结构和毗邻；层次（四）下颌支被切除，致使颌下三角及其毗邻的下颌后窝和翼下颌间隙内的结构充分暴露，面动脉分出腺支直接供给颌下腺。图2-33E颌下三角内的结构被切除，显示三角的边界和底。

26. 颈动脉三角

颈动脉三角如图2-34所示。

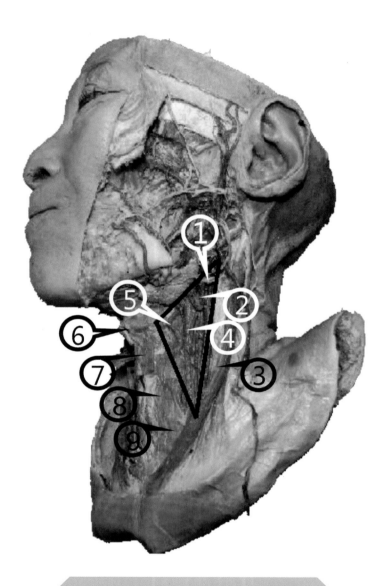

图2-34 颈动脉三角

①舌下神经；②颈内静脉；③胸锁乳突肌；④颈总动脉；⑤甲状腺上动脉；⑥舌骨；⑦胸骨舌骨肌；⑧胸骨甲状肌；⑨肩胛舌骨肌。

颈动脉三角由二腹肌后腹、肩胛舌骨肌上腹和胸锁乳突肌共同围成，三角的底为咽缩肌和甲状舌骨肌，三角的顶由颈深筋膜浅层构成。三角内有颈总动脉及其分支、颈内静脉及其属支、舌下神经和它的降支、迷走神经与它的分支等结构。在二腹肌后腹下缘，从后至前排列着副神经、颈内静脉、舌下神经、颈内动脉、颈外动脉、面动脉。

在颈动脉三角内，静脉位置浅，动脉在静脉深面，神经穿插在其间，当牵拉胸锁乳突肌时它们排列的关系可能被扰乱。术中对颈内、外动脉的鉴别有如下特征：①在甲状软骨高度，颈总动脉分为颈内、外动脉，颈外动脉先位于颈内动脉的前内侧，在上升的过程中逐渐转到后外侧；②颈外动脉在三角区内发出甲状腺上动脉、舌动脉、面动脉、枕动脉、咽升动脉，而颈内动脉没有分支。

27. 胸锁乳突肌区

胸锁乳突肌区（浅层）如图2-35所示。胸锁乳突肌区（深层）如图2-36所示。

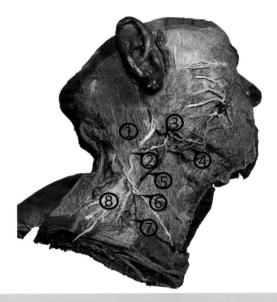

图2-35　胸锁乳突肌区（浅层）

①胸锁乳突肌；②耳大神经；③面神经颈支；④面前静脉；⑤颈外静脉；⑥颈横神经；⑦锁骨上淋巴结；⑧锁骨上神经。

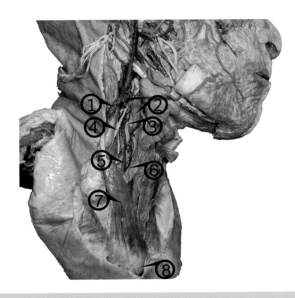

图2-36　胸锁乳突肌区（深层）

①颈外静脉；②颈外动脉；③迷走神经；④副神经；⑤颈内静脉；⑥肩胛舌骨肌；⑦胸锁乳突肌；⑧胸锁关节。

可将胸锁乳突肌区划分为浅区和深区两部分。由于胸锁乳突肌起、止为从前下向后上方斜行跨越，与纵行在颈部的神经、血管构成了交叉关系，在胸锁乳突肌中1/3段区域内的毗邻关系复杂。胸锁乳突肌浅面除了从神经点浅出的皮神经外，还有颈外静脉和沿静脉分布散在的淋巴结；胸锁乳突肌本身属胸锁乳突肌区浅层的一部分，它被颈深筋膜浅层包裹并形成肌鞘，鞘内有少许散在淋巴结，副神经斜穿胸锁乳突肌后再分支至斜方肌，故胸锁乳突肌的肌皮瓣制作应小心，以免伤及副神经，避免影响斜方肌的功能。

胸锁乳突肌深面的结构比浅面复杂，牵拉开胸锁乳突肌后，首先见到颈血管鞘及沿颈鞘分布的颈深淋巴结；在胸锁乳突肌中段前缘，颈外动脉起始上行，在其后壁分出枕动脉、耳后动脉（被胸锁乳突肌覆盖）；在颈内、外动脉分叉处有颈动脉体和颈动脉窦，此二结构由舌咽神经下行纤维（窦神经）管理；贴颈血管鞘内壁有迷走神经分出的喉上支前行；在胸锁乳突肌下段深面有颈静脉角和注入的淋巴导管，再向深层有甲状腺下动脉，前内侧深面有喉返神经。

"根治性颈清术"以彻底清扫颈部受累及的病变组织为目的，故在颈深筋膜深层的浅面（椎前筋膜）将颈内静脉和其攀附的结缔组织和脂肪团块一并切除，对迷走神经和颈总-颈内动脉则采用了保全措施，分离颈血管鞘既要防止出血，又要避免损伤神经干，此时充分暴露胸锁乳突肌深面的手术视野就尤为重要，因此对浅区的结构保留与否已经完全服从深层手术的需求。

28. 颈后三角

颈后三角如图2-37所示。

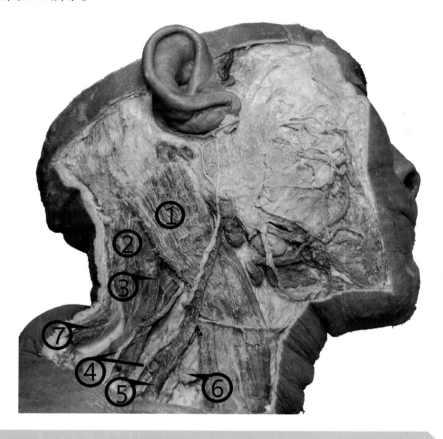

图2-37　颈后三角

①胸锁乳突肌；②肩胛提肌；③枕静脉；④锁骨上神经；⑤颈外静脉；⑥脊副淋巴结；⑦斜方肌（断面）。

　　颈后三角的手术，通常为"膈神经捻压术"和"颈交感神经节切除术"，当头偏向对侧并在肩胛区垫塞厚枕后，可充分暴露颈后三角内的解剖结构。术中将胸锁乳突肌牵拉至前上方，在前斜角肌浅面可找到膈神经，在颈血管鞘后内侧椎骨横突前方，可找到颈交感干。颈后三角由浅入深需经过的层次：①皮肤；②颈浅筋膜（内面有锁骨上神经、副神经、颈外静脉、锁骨上淋巴结）；③颈深筋膜浅层；④颈深筋膜深层（颈后三角底由颈深筋膜深层即椎前筋膜构成，通常扩大区域的颈清扫术仍限制在该筋膜浅面进行，则不会误伤膈神经和颈交感干）。前斜角肌起于颈椎横突，下行止于第一肋的肋结节，肌表面有膈神经，内侧有交感干，外侧有从斜角肌间隙穿出的臂丛和锁骨下动脉。

29.颞区及面颊区的结构与层次

颞区及面颊区的结构与层次如图2-38所示。

在颞区由浅入深到达颅内需经过皮肤、皮下组织、颞浅筋膜、颞深筋膜、颞肌、颅骨外膜、颅骨、颅骨内膜；但从颅顶区至颅内则经过的为头皮、腱膜下蜂窝组织、颅骨外膜、颅骨、颅骨内膜。两区虽然毗邻，但有所不同。皮肤与头皮有结构差异，头皮由皮肤、皮下组织、帽状腱膜叠加而成，厚而致密，内有血管网和丰富的神经末梢，而颞侧皮肤具有一定延伸性；颅顶的帽状腱膜在颞区演变为颞浅筋膜，颞肌和其浅面覆盖的颞深筋膜在颅顶区则没有。颞浅动脉在颞区行走在皮下组织内，向颅顶行进则穿越在头皮内，并且血管壁与头皮的结缔组织连接紧密，头皮开裂伤，由于血管不易收缩而出血严重，常常需要缝合伤口才能止血。颞深筋膜厚而致密，折叠多层的颞深筋膜垫可以替代颞下颌关节盘，也可以使用颞深筋膜制作约束带固定于瘫痪表情肌的止点，以平衡因面瘫导致的嘴脸㖞斜。

面颊区的皮肤极富弹性，且皮下组织疏松，肿胀时可增加体积数倍。高龄垂暮之年，皮肤又因失去弹性和张力，易形成重力性皮赘，使颜面显得更苍老。面颊部的皮下组织中有肌纤维，与原本组织中的弹力纤维交织后，使面部表情细腻而独特，然而这些独特的组织在受伤后，为清创、缝合也增加了不少难度，若创缘对位欠佳，或缝合线太粗，都会增加皮肤出现瘢痕的风险。面神经分支从外侧向颜面中线走行，越靠近表情肌时分支越细，形成的运动单位越小，这有利面部表情细腻，同时也可规避神经受损后整肌瘫痪的风险。

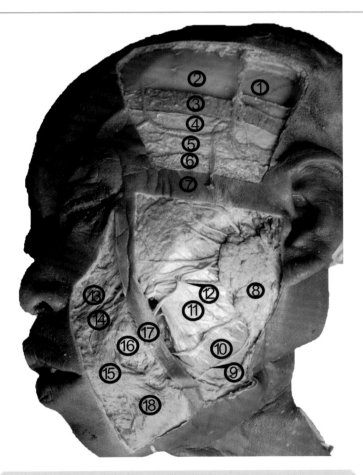

图2-38 颞区及面颊区的结构与层次

①硬脑膜；②颅骨；③帽状腱膜；④帽状腱膜下组织；⑤浅筋膜；⑥临床头皮层；⑦皮肤；⑧腮腺；⑨面神经分支；⑩咬肌；⑪下颌（骨）支；⑫腮腺导管；⑬颧小肌；⑭颧大肌；⑮蜗轴；⑯颊脂体；⑰颊部皮肤；⑱降口角肌（三角肌）。

30. 颊区与颊间隙

颊区与颊间隙如图2-39所示。

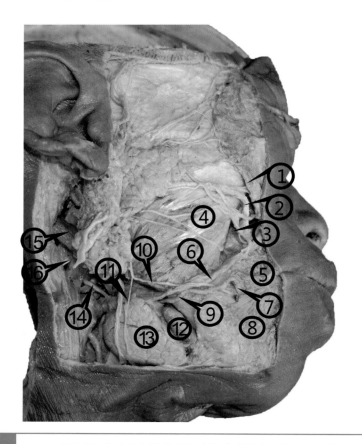

图2-39　颊区与颊间隙

①颧大肌；②腮腺导管；③颊间隙；④面神经颊支；⑤蜗轴；⑥面前静脉；⑦下唇动脉；⑧降口角肌；⑨面动脉；⑩面神经下颌缘支；⑪面神经颈支；⑫颌下淋巴结；⑬下颌下腺；⑭舌下神经；⑮二腹肌后腹；⑯副神经。

颊区与颊间隙的境界不完全等同。颊区的境界上为颧骨下缘、下界为下颌骨下缘、前界唇面沟、后界为咬肌前缘，此4条边所围成的区域称颊区；颊间隙则相当于颊肌所在位置的深面和浅面。咬肌从上向下呈斜行起止，斜行的咬肌前缘与垂直状的颊咽肌缝形成了交叉，即咬肌的前缘遮盖了颊肌起于颊咽肌缝的一段，在外形上颊间隙前后距大于颊区的前后距，颊区的上下宽度则大于颊间隙的宽度。

颊区由浅入深共有6层。颊区皮下组织和颊筋膜之间组织疏松、空间较大，有一团称"颊脂体"的脂肪团被筋膜包裹，周围还有疏松组织，脂肪团充塞在咬肌与颊肌之间的缝隙中，时有孤立颊淋巴结夹杂在疏松组织中（颊间隙感染多在此位置），面神经的上、下颊支也在此处越过疏松组织抵达颧肌、上唇方肌、口轮匝肌和颊肌，腮腺导管呈直角转向内侧穿越颊肌直达口腔壁颊侧黏膜的导管乳头。颊区在咬肌前缘自上而下排列着面神经的分支、面横动-静脉及腮腺导管，故颊区的切开引流术选在下颌骨下缘咬肌附着之前交会点，切开皮肤后，使用血管钳向深面钝性分离达颊间隙，以防误伤这些重要结构。

在颊肌深面与颊黏膜之间隔有黏膜下层，黏膜下层内也有少量脂肪组织，当脂肪组织过丰富时可推挤颊侧黏膜向口腔前庭方向隆起，若个体的后牙区覆盖距离又小，此时可在颊侧的黏膜上出现咬合痕（线），甚至出现经久不愈的溃疡。颊肌与颊黏膜之间亦有间隙，该间隙内除腮腺导管外，几无其他结构，笑靥成形术在此层分离时注意勿伤及腮腺导管。

31. 翼下颌间隙、颞下间隙

翼下颌间隙如图2-40所示，颞下间隙与翼下颌间隙（面测深区）如图2-41所示。

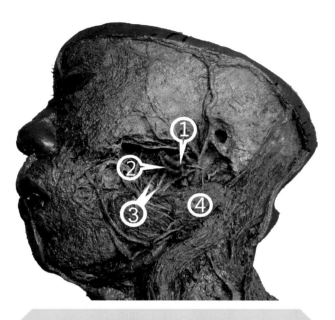

图2-40　翼下颌间隙

①上颌动脉（第一段）；②上颌静脉；③舌神经；④腮腺。

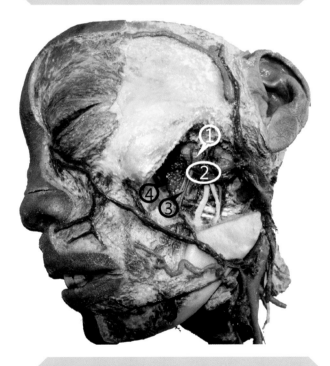

图2-41　颞下间隙与翼下颌间隙（面测深区）

①上颌动脉第二段及分支；②翼静脉丛；③颊动脉；④面深静脉。

翼下颌间隙位于下颌支与翼内肌之间，后方被腮腺前内侧面限定，前方以颊咽肌缝为界，呈一倒立三角形空间。翼下颌间隙位置较深，从肌体表面很难到达翼下颌间隙，但从口腔内翼下颌皱襞外侧很容易进入翼下颌间隙内。翼下颌间隙内有上颌动脉第一段及其分支（下牙槽动脉、脑膜中动脉）、翼静脉丛延伸部分及下牙槽静脉、颊神经、舌神经和下牙槽神经，翼下颌间隙上方有穿越下颌切迹的咀嚼肌神经和血管。拔除下颌牙的阻滞麻醉将药注射在下颌隆凸处（即翼下颌间隙内），可同时麻醉颊神经、舌神经和下牙槽神经。曾有报道注射角度偏小、进针深度没有控制，注射针超出翼下颌间隙进入腮腺内误伤面神经及其分支的案例。

32. 颞下间隙、颞间隙与颞下间隙额状切面

颞下间隙如图2-42所示，颞间隙与颞下间隙额状切面如图2-43所示。

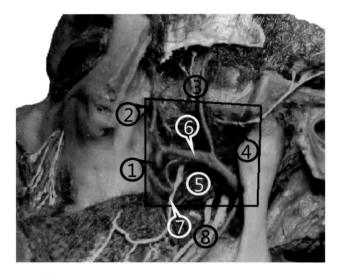

图2-42　颞下间隙

①上颌动脉（穿翼突上颌裂）；②颞深前动脉；③颞深后动脉；④耳颞神经；⑤翼外肌；⑥上颌动脉第二段；⑦颊长神经；⑧舌神经下牙槽神经。

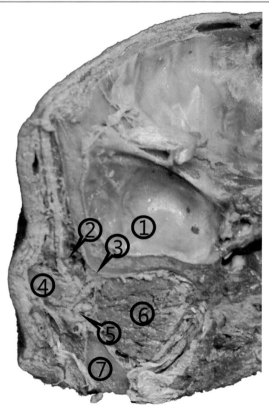

图2-43　颞间隙与颞下间隙额状切面

①颅中窝；②颞肌断面；③颞下嵴；④颧弓断面；⑤上颌动脉；⑥翼外肌断面；⑦下颌支额切面。

颞下间隙位于颞下窝内，相当于翼外肌所占据的位置，上壁颞下嵴和颞下面（有卵圆孔通颅内），内壁翼突外板（经翼突上颌裂与翼腭间隙相通），前界上颌骨的后面，下以翼外肌下缘为界（通连颊间隙和翼下颌间隙），颞下间隙与翼下颌间隙有重叠，命名为"面侧深区"。

除去下颌支后，显露的结构：①颈外动脉发出的上颌动脉由后向前贴着翼外肌行走，上颌动脉最终穿入翼突上颌裂。上颌动脉分支有下牙槽动脉、脑膜中动脉、颞深后动脉、颞深前动脉、咬肌动脉、翼肌动脉、颊动脉。②下颌神经出卵圆孔位于翼外肌深面，分支穿翼外肌浅出（颞深前神经、颞深后神经、咀嚼肌神经、颊长神经、舌神经、下牙槽神经、耳颞神经）达所支配区。③翼静脉丛、上颌静脉、下牙槽静脉。面侧深区在作阻滞麻醉中，有时进针会刺破翼静脉丛的血管引起间隙血肿，严重者导致面颊发绀。

33. 舌下间隙

舌下间隙如图2-44所示。

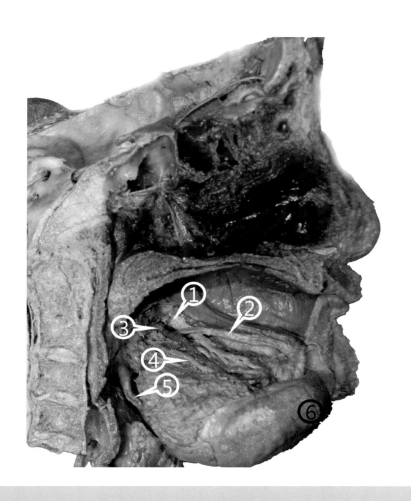

图2-44 舌下间隙

①舌神经；②下颌下腺导管；③舌下神经伴行静脉；④舌下动脉；⑤舌动脉；⑥舌背黏膜（舌被翻向下方）。

舌下间隙呈蹄铁状，顶为口底黏膜，底为下颌舌骨肌和舌骨舌肌，外壁为下颌骨的内面，后方止于舌根，舌下间隙被颏舌肌和颏舌骨肌分为左右两部分，两部分在舌系带深面相通。图示正中矢状切，揭开间隙的顶，牵拉舌体向下显露舌下间隙，此时原间隙内排列的内、外毗邻关系，被拉成平面的上、下关系（舌神经与颌下腺导管的螺旋勾绕变成了交叉，舌下动脉与静脉的内外排列变成了上下关系）。

颌下腺的导管从舌骨舌肌和下颌舌骨肌之间的重叠缝进入舌下间隙，从而舌下区与颌下三角区连通，故在舌下间隙的外科操作时，过分向后分离有可能误伤颌下三角的结构。

34. 咽旁间隙

咽旁间隙如图2-45所示。

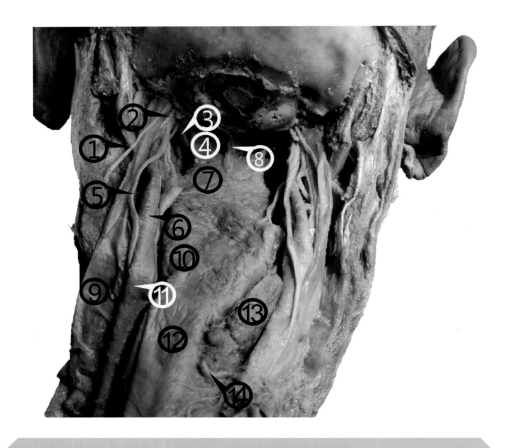

图2-45　咽旁间隙

①副神经；②舌咽神经；③腭帆提肌；④腭帆张肌；⑤迷走神经；⑥颈内动脉起始；⑦鼻咽后壁；⑧咽中缝；⑨颈内静脉；⑩喉咽后壁；⑪颈总动脉；⑫食管后壁；⑬甲状腺侧叶；⑭甲状腺下动脉。

咽旁间隙与咽侧壁毗邻，上达颅底外面，下平舌骨大角的高度，外侧毗邻腮腺深叶和翼内肌，空间形态呈倒立的锥体状，椎前筋膜构成间隙的后界；茎突和茎突附着的肌肉将其分为咽旁前间隙和咽旁后间隙；咽旁前间隙内除蜂窝组织外无重要结构，咽旁后间隙内有颈部大血管和后4对脑神经。图2-45将脊柱及其附着的肌肉从咽后壁去除，整个咽旁间隙被显露。咽后壁平坦，外形似漏斗，咽中缝附着到咽结节，下端移行为食管，膨隆处的内部空间即为梨状隐窝。颈静脉孔内除有颈内静脉外，还有副神经、迷走神经和舌咽神经，这些神经在茎突以上相对集中，在其下方分散行走至各自的支配区。颈总动脉在颈内静脉内侧上升，至甲状软骨高度分为颈内和颈外两动脉。

35. 咽与咽后间隙

咽与咽后间隙如图2-46所示。

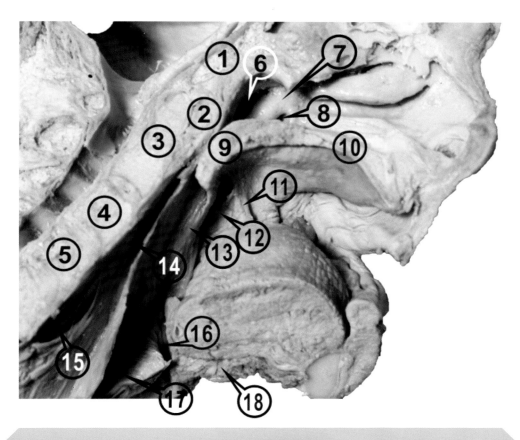

图2-46 咽与咽后间隙

①枕骨；②第一颈椎；③第二颈椎；④第三颈椎；⑤第四颈椎；⑥咽隐窝；⑦咽鼓管圆枕；⑧咽鼓管咽口；⑨软腭；⑩硬腭；⑪腭舌弓；⑫扁桃体窝；⑬腭咽弓；⑭咽后间隙；⑮颈交感干；⑯喉口；⑰梨状隐窝；⑱舌骨。

咽的顶部达枕骨的咽结节，其下部比齐第6颈椎。咽后壁与脊柱颈段的椎前筋膜间为"咽后间隙"，向两侧扩展为"咽旁间隙"。咽后间隙内除了散在的淋巴和血管丛分支外，无重要结构。但在咽旁间隙内，有颈部神经形成的丛、走行在颈部的血管发出的分支和颈内静脉属支形成的静脉网。咽后间隙向下移行为食管后间隙并与纵隔的结缔组织相交织，这是咽后间隙感染导致纵隔炎症的扩散通道。

在口咽峡的侧壁可见腭咽弓和腭舌弓与舌根间围成的扁桃体窝，位于扁桃体窝内的扁桃体通常不会高出窝的边沿，当发炎时扁桃体不但增大，有时还可在其表面见到脓点。舌根与会厌之间为深陷的会厌谷，扁桃体窝区和会厌谷是异物易坠落滞留处。在咽壁黏膜面有一些浅显的皱褶，称"咽襞"，为深面的神经走行过程中将薄的组织推挤所致。

36. 颅后窝局部结构及毗邻

颅后窝局部结构及毗邻如图2-47所示。

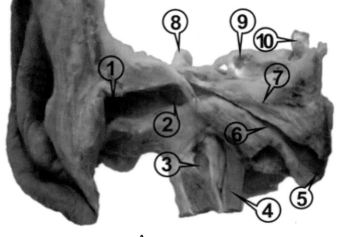

A

A.前面观

①外耳道；②鼓膜；③颈内静脉；④颈内动脉；⑤咽鼓管咽口；⑥咽鼓管；⑦鼓膜张肌；⑧前半规管；⑨内耳道底；⑩颈内动脉。

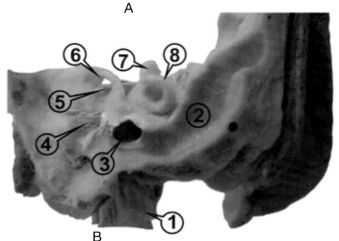

B

B. 后面观

①颈内静脉；②乙状窦沟；③颈内静脉；④舌咽神经、迷走神经和副神经；⑤面神经；⑥内耳门；⑦前半规管；⑧后半规管。

图2-47　颅后窝局部结构及毗邻

颞骨参与了颅中窝和颅后窝的组成。在颞骨岩部深面，其骨质内除了司理听觉的耳蜗外，还埋藏有感受人体空间位置的半规管和前庭。图2-47示颞骨岩部内感知运动觉的3个骨半规管已经被剥蚀出外形；整块颞骨内都藏匿着听觉传导路，由耳郭收集的音频信号经外耳道传至鼓膜，鼓膜震动将听骨链来回拉动撞击前庭窗而引起内耳的淋巴流动，从而刺激听觉感受器而完成声音的气传导过程。

中耳鼓室被描述有"六壁两口（咽鼓管鼓室口、鼓窦口）"，实际空间为一狭窄缝隙，其内容3块听骨，并有2块肌肉调节它们的运动幅度。当中耳炎鼓室积脓时，最好的结局是腐蚀外侧壁鼓膜，而达到向外耳道引流炎性分泌物的目的。

在颅后窝的后外侧上，有呈"S"状行走的乙状窦沟和其容纳的乙状窦。乙状窦在颈静脉孔处移行为颈内静脉，颞骨乳突区手术应避免损伤深面的乙状窦。

第三章

牙体外形和髓腔形态

1. 恒牙的方位及命名

恒牙的方位及命名如图3-1所示。

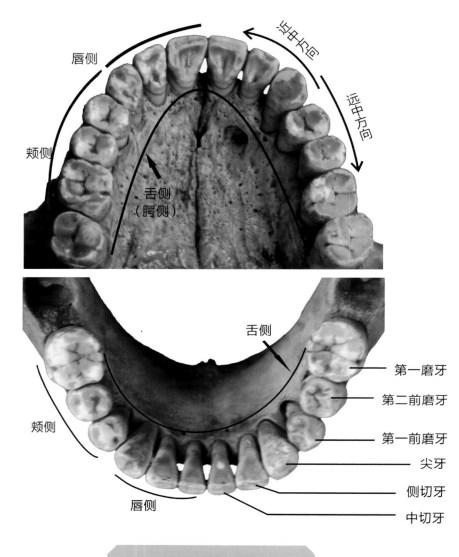

唇侧

近中方向

远中方向

颊侧

舌侧（腭侧）

舌侧

第一磨牙

第二前磨牙

第一前磨牙

尖牙

侧切牙

中切牙

颊侧

唇侧

图3-1 恒牙的方位及命名

　　牙属消化系统的咀嚼器官，生长并附着在上、下颌骨上，人一生有两副牙，第一副为乳牙，第二副为恒牙。乳牙全部萌齐共20颗，一般6~12岁逐渐脱落而被恒牙替代；恒牙有28~32颗。这些生长于个体口腔内的牙被称"天然牙"或"自然牙"，它们各自有外形特征和空间位置。牙在发挥生理功能过程中，必须组成牙列，才能发挥其最大功能。牙列呈蹄铁状，有上、下两列，并且以中线为轴，对称分布，故左、右处于同一空间位置的牙体外形和功能相同。在外形上可将牙分为"切牙""尖牙""前磨牙""磨牙"四种类型，每一颗牙均有与该牙长轴一致的4个轴面，与长轴垂直的𬌗面或切嵴。每颗牙的空间位置可用"牙位记录"来表示，牙位记录有多种方式。

2. 乳牙的方位及命名

乳牙的方位及命名如图3-2所示。

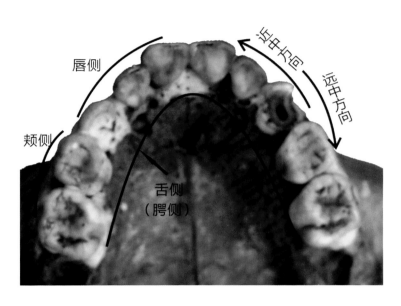

唇侧

颊侧

舌侧
（腭侧）

近中方向

远中方向

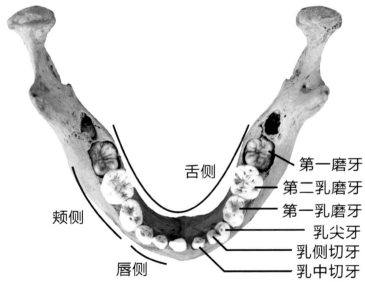

舌侧

颊侧

唇侧

第一磨牙
第二乳磨牙
第一乳磨牙
乳尖牙
乳侧切牙
乳中切牙

图3-2　乳牙的方位及命名

3. 恒牙列的唇、颊面观

恒牙列的唇、颊面观如图3-3所示。

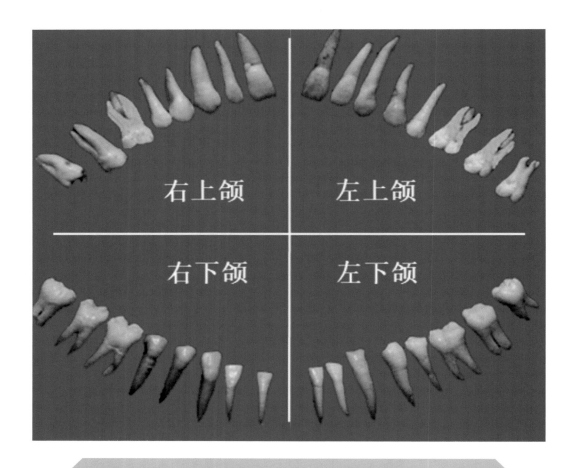

右上颌　左上颌

右下颌　左下颌

图3-3　恒牙列的唇、颊面观

从唇、颊面观察牙列，经正中矢状线和划分上、下牙列的水平线，将牙列分为A区（右上颌牙列）、B区（左上颌牙列）、C区（右下颌牙列）、D区（左下颌牙列）。从中线开始向远中分别称：中切牙、侧切牙、尖牙、第一前磨牙、第二前磨牙、第一磨牙、第二磨牙、第三磨牙。如果第三磨牙未缺失或埋伏，应每侧共有牙数8颗，现代人类饮食结构改变和颌骨发育不足，第三磨牙通常处于埋伏或阻生状态。因阻生而反复发生的冠周炎或导致邻近牙体龋坏，为拔除第三磨牙的常见原因。

每一牙齿在近-远中向的宽度累积构成了整列牙的长度，牙列长度与颌骨牙槽骨量匹配与否，决定了个体牙列拥挤或存在间隙的形态特征，此是正畸设计拔牙与否的评判因素之一。

4. 乳牙列的唇、颊面观

乳牙列的唇、颊面观如图3-4所示。

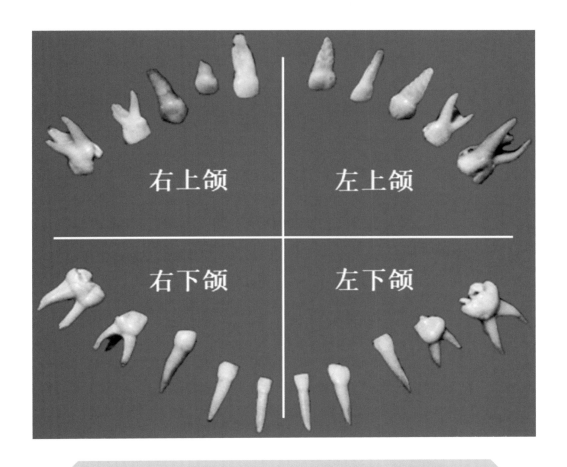

图3-4　乳牙列的唇、颊面观

　　乳牙共有20颗，分上、下两列。乳牙外形与恒牙外形差异明显，其特征是冠宽颈窄，若乳牙为多根时、则根分叉度也大。

　　乳牙在口腔存在时间短暂，但对颌面的生长发育重要，如果乳牙严重龋坏或过早缺失，均会影响日后恒牙萌出或导致日后恒牙列拥挤，甚至导致颜面发育严重不足。

　　乳牙的矿化程度远较恒牙低，发生龋坏的概率远高于恒牙，同时在乳牙被替换脱落前，其殆面磨耗程度也较大。另一特征是替牙中脱落采集到的乳牙已无完整的牙根形态（这往往是鉴别外伤脱落还是自然脱落的依据之一），因为它们大部分已被吸收。

5. 切牙外形

切牙外形如图3-5所示。

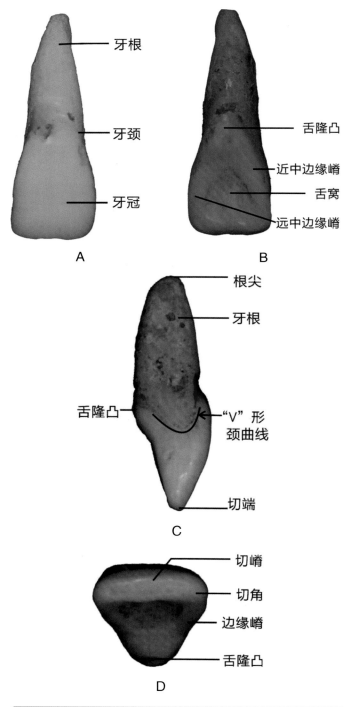

A. 牙体唇面观

- 牙根
- 牙颈
- 牙冠

B. 牙体舌面观

- 舌隆凸
- 近中边缘嵴
- 舌窝
- 远中边缘嵴

C. 牙体邻面观

- 根尖
- 牙根
- 舌隆凸
- "V"形颈曲线
- 切端

D. 牙体切端观

- 切嵴
- 切角
- 边缘嵴
- 舌隆凸

图3-5　切牙外形

A.牙体唇面观；B.牙体舌面观；C.牙体邻面观；D.牙体切端观。

牙体可分为"牙冠、牙颈、牙根"三部分。牙冠是牙体暴露在口腔、执行咀嚼功能的部分，牙根则是埋伏在牙槽窝内、起固定和传递咬合力的部分，牙冠与牙根交会处即为牙颈。牙的功能不同，其牙冠和牙根的形态也不同，靠近牙弓前部的牙冠呈楔形（颈部厚、切端薄），而且为单根形态；位于牙弓后部的牙冠为立方体，除了4个轴面外还有𬌗面。𬌗面有隆起的牙尖和呈条状的嵴，其间有深陷的窝和交错排列的沟，这些结构为牙体在咀嚼中捣碎食物和排溢食糜提供了形态基础，然而也为食物残留及菌斑的形成提供了有利条件，易引起龋坏；在牙冠长轴的邻面近切嵴和𬌗面处有邻接点，它是牙冠在咀嚼受力时相互支撑和传递咬合力的位置；在牙冠的颊（唇）舌两面中部或近颈部外形的膨隆称外形高点，外形高点的凸起弧度过大或不足都会影响牙冠的功能。牙根数目的多少及分叉程度的大小与该牙在咀嚼中承受𬌗力的大小有关，通常切牙和尖牙属单根形态，而磨牙为多根形态。牙根形态在齿槽外科中与拔牙脱位有关，而牙冠轴面外形高点和邻接点在缺损修复中应尽量遵照解剖外形。

6. 尖牙外形

尖牙外形如图3-6所示。

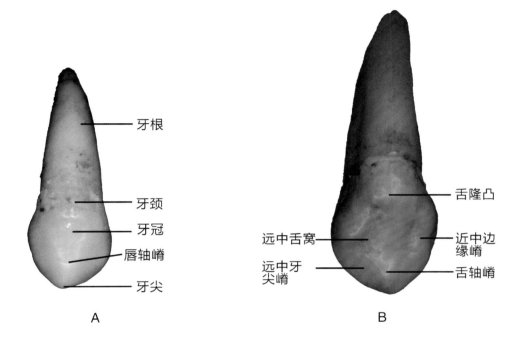

A. 牙根
牙颈
牙冠
唇轴嵴
牙尖

A

舌隆凸
远中舌窝
近中边缘嵴
远中牙尖嵴
舌轴嵴

B

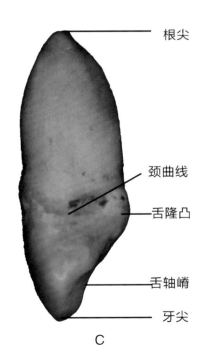

根尖

颈曲线

舌隆凸

舌轴嵴

牙尖

C

图3-6　尖牙外形

A.牙体唇面观；B.牙体舌面观；C.牙体邻面观。

尖牙属于单根牙，在外形上牙冠呈匕首状，4个轴嵴汇聚在牙尖顶部，这大大加强了尖牙的穿刺和撕裂食物的功能；长而粗壮的牙根，固位牢固，它也是口腔内保留时间最久远的牙体。

尖牙在牙弓上的位置正对口角，它有支撑口角、维持颜面形态的作用，因而在临床实施减数治疗方案中，罕有拔除尖牙，以免有损容颜。

7. 前磨牙外形

前磨牙外形如图3-7所示。

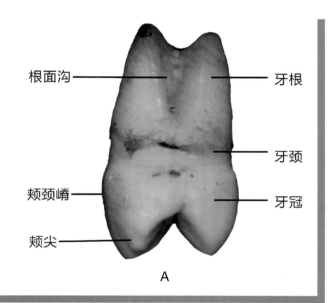

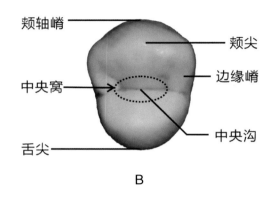

A

B

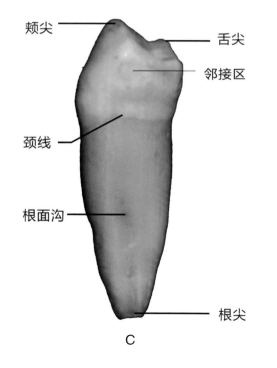

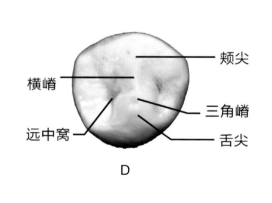

C

D

图3-7 前磨牙外形

A.上颌前磨牙邻面观;B.上颌前磨牙𬌗面观;C.下颌前磨牙邻面观;D.下颌前磨牙𬌗面观。

8. 上颌磨牙外形

上颌磨牙外形如图3-8所示。

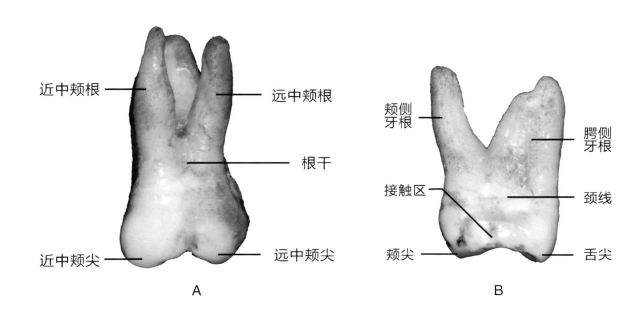

近中颊根　　　　　远中颊根

根干

近中颊尖　　　　　远中颊尖

A

颊侧牙根　　　　　腭侧牙根

接触区　　　　　颈线

颊尖　　　　　舌尖

B

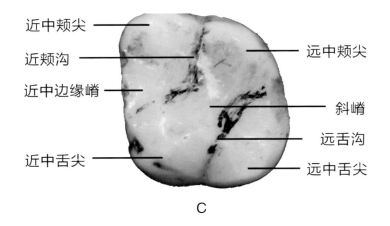

近中颊尖　　　　　远中颊尖

近颊沟

近中边缘嵴　　　　斜嵴

远舌沟

近中舌尖　　　　　远中舌尖

C

图3-8　上颌磨牙外形

A.磨牙颊面观；B.磨牙邻面观；C.磨牙𬌗面观。

9. 磨牙外形

磨牙外形如图3-9所示。

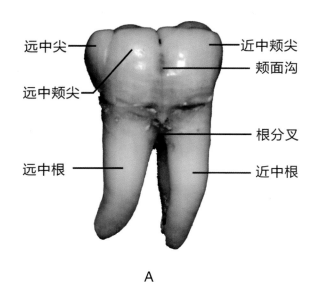

远中尖
远中颊尖
远中根

近中颊尖
颊面沟
根分叉
近中根

A

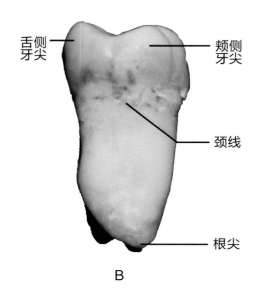

舌侧牙尖

颊侧牙尖

颈线

根尖

B

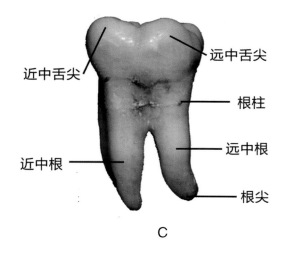

近中舌尖

远中舌尖
根柱
远中根
根尖

近中根

C

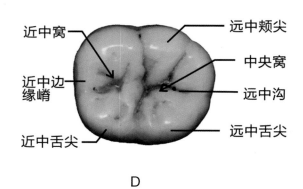

近中窝
近中边缘嵴
近中舌尖

远中颊尖
中央窝
远中沟
远中舌尖

D

图3-9 磨牙外形

A.磨牙颊面观；B.磨牙邻面观；C.磨牙舌面观；D.磨牙𬌗面观。

10. 乳前牙形态

乳前牙形态如图3-10所示。

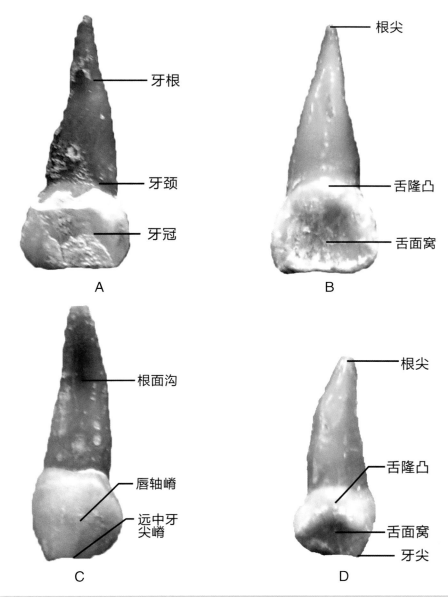

图3-10　乳前牙形态

A.乳切牙唇面观；B.乳切牙舌面观；C.乳尖牙唇面观；D.乳尖牙舌面观。

乳牙只有乳切牙、乳尖牙和乳磨牙三种类型，它们的共同特点是冠根分明、颈嵴显著。乳前牙单根；乳磨牙有2～3个牙根，根的分叉度较恒磨牙根分叉度显著。由于恒牙胚发育殆向挤压，致使乳牙根不断吸收，通常收集自然脱落的乳牙没有完整根外形。乳牙根有生理性吸收，故乳牙拔除后需要鉴别是否断根、抑或是根吸收。对乳牙进行治疗时，应注意深面有恒牙胚，以免恒牙胚被伤及。

11. 乳磨牙形态

乳磨牙形态如图3-11所示。

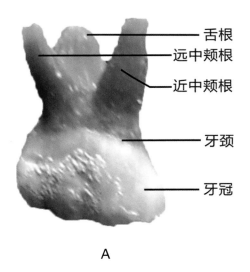

舌根
远中颊根
近中颊根
牙颈
牙冠

A

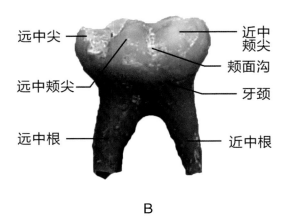

远中尖
近中颊尖
颊面沟
远中颊尖
牙颈
远中根
近中根

B

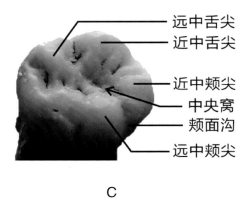

远中舌尖
近中舌尖
近中颊尖
中央窝
颊面沟
远中颊尖

C

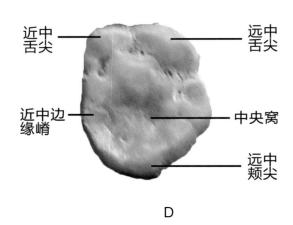

近中舌尖
远中舌尖
近中边缘嵴
中央窝
远中颊尖

D

图3-11 乳磨牙形态

A.上颌乳磨牙颊面观；B.下颌乳磨牙颊面观；C.下颌乳磨牙𬌗面观；D.上颌乳磨牙𬌗面观。

12. 牙体组成、牙髓腔形态（剖片观察）

牙体组成如图3-12所示，牙髓腔形态（剖片观察）如图3-13所示。

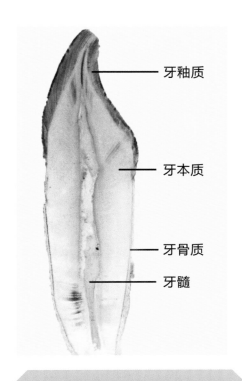

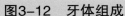

图3-12　牙体组成

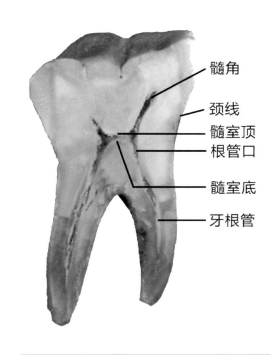

图3-13　牙髓腔形态（剖片观察）

牙体由3种硬组织和1种软组织组成。牙釉质覆盖在牙冠表面，矿化程度高，质地坚硬耐磨，酸性环境中易脱矿崩解；牙釉质的组织量会随牙冠的磨耗逐渐减少，这是根据牙冠𬌗面磨耗面积变化推导个体年龄的理论基础。牙骨质覆盖牙根表面，为牙周韧带附着提供了基础，韧带另一端埋在牙槽骨内，于是将牙体固定在牙槽窝内，并将咀嚼压力转换成牵拉力；牙骨质的新陈代谢活跃，当其病变时牙固位受到影响，可使天然牙脱落。种植义齿，由于力的传递方式发生了改变，为了缓冲咀嚼中对种植体固位干扰，义齿的咬𬌗面应略低于𬌗曲线。牙本质形成牙的主体，亦为高度矿化的硬组织，但硬度低于釉质。牙体在内部存在一空间称牙髓腔，被牙髓组织所充塞，牙髓组织为疏松结缔组织，内有丰富的微血管网、敏感的神经末梢及丛状的淋巴管，这些组织是牙体营养和感觉的来源。牙髓腔的壁不断有继发性牙本质沉积，使得年龄增长与髓腔的容积成反比，同时年轻人的牙髓活力也优于老者。由于牙体的内部有牙髓腔，髓腔内有牙髓组织，当牙体有损伤时可引起牙髓的反应（疼痛）；牙体预备时应防意外穿髓，在诊疗时使用X线显示牙体的髓腔形态是必要的。

牙髓腔被划分为髓室和根管，髓室通过根管口通根管，根管又通过根尖孔通向牙体外；未发育成熟的根尖孔呈喇叭状（图3-14）。

13. 根尖孔形态与位置，牙体与牙周的关系，牙体及髓腔的X线显示

根尖孔形态与位置如图3-14所示，牙体与牙周的关系如图3-15所示，牙体及髓腔的X线显示如图3-16所示。

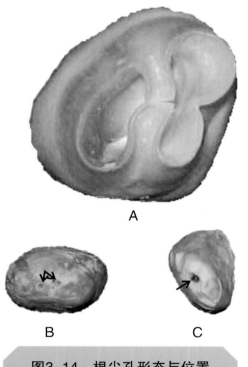

A

B   C

图3-14 根尖孔形态与位置

A.根尖孔未形成前；B.双根尖孔；
C.根尖孔位于根尖。

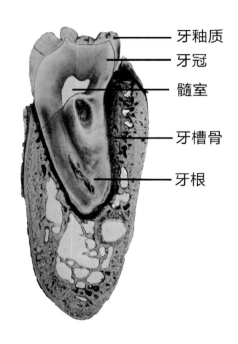

牙釉质
牙冠
髓室
牙槽骨
牙根

图3-15 牙体与牙周的关系

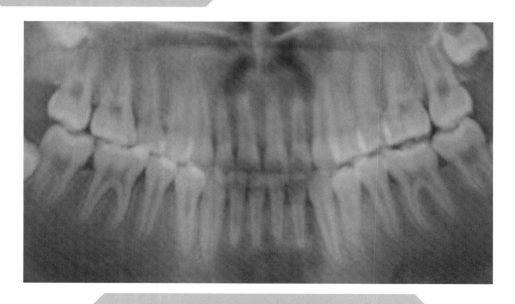

图3-16 牙体及髓腔的X线显示

14. 上颌中切牙外形

上颌中切牙外形如图3-17所示。

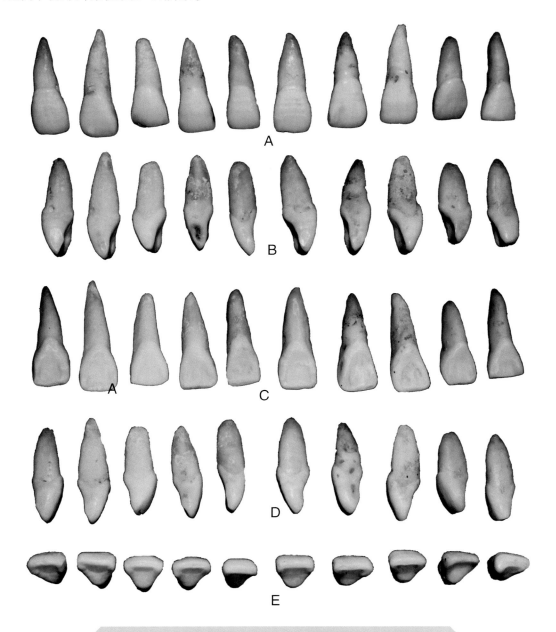

图3-17　上颌中切牙外形

A.唇面；B.近中面；C.舌面；D.远中面；E.切端。

上颌中切牙位于牙弓前部，牙体形态呈楔形。牙冠似铲状，单根粗壮；牙冠唇面外形与个体的颜面形态相似，上颌中切牙在容貌映衬和语音构成中意义显著，由于位置靠近牙弓的前部，也是极易受外伤的牙位之一。

15. 上颌侧切牙外形

上颌侧切牙外形如图3-18所示。

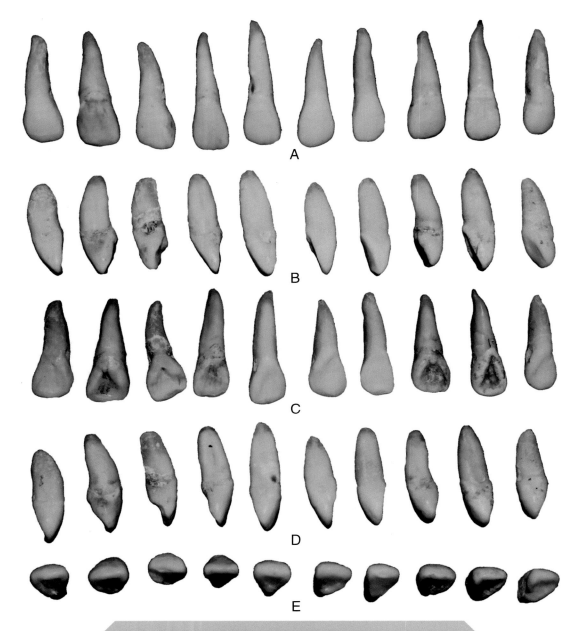

图3-18　上颌侧切牙外形

A.唇面；B.近中面；C.舌面；D.远中面；E.切端。

　　上颌侧切牙的冠较狭长，远中切角圆钝，舌窝深而窄，易滞留食物残渣而滋生细菌，从而导致龋坏。上颌侧切牙常有锥状变异，牙根细长且根尖多偏斜，拔牙脱位时因误用旋转力易导致根折。

16. 下颌中切牙外形

下颌中切牙外形如图3-19所示。

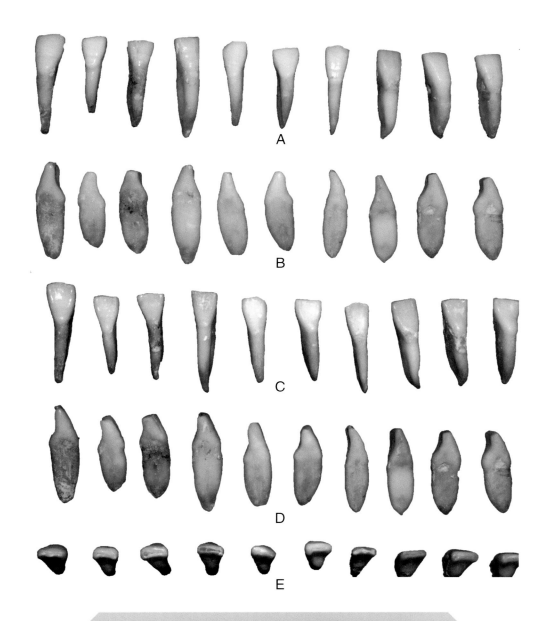

图3-19　下颌中切牙外形

A.唇面；B.近中面；C.舌面；D.远中面；E.切端。

下颌中切牙的体积为切牙组中最小者，牙冠狭长如凿状，近、远中切角对称，牙根呈扁形。下颌中切牙离体后难分左、右侧别。下颌中切牙邻近颌下腺导管开口处，易在牙冠舌侧沉积结石；牙冠切嵴釉质磨耗随年龄增加而呈现不同磨蚀程度（法医可用于年龄鉴识）。

17. 下颌侧切牙外形

下颌侧切牙外形如图3-20所示。

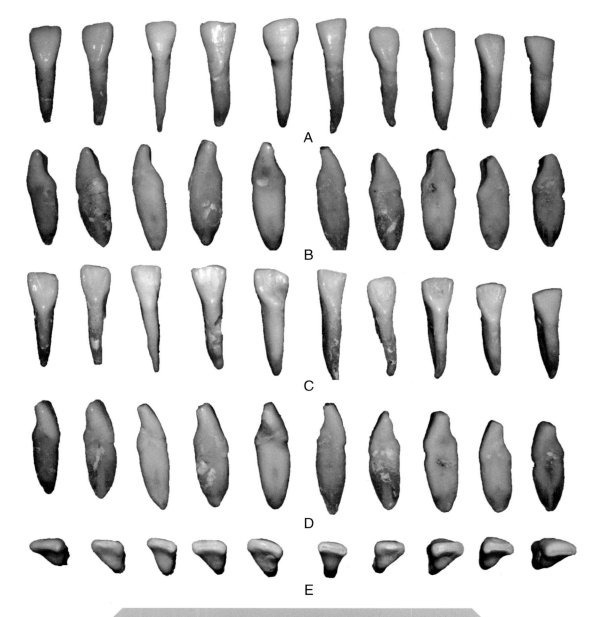

A

B

C

D

E

图3-20　下颌侧切牙外形

A.唇面；B.近中面；C.舌面；D.远中面；E.切端。

下颌侧切牙与下颌中切牙外形也极为相似，不同点为下颌侧切牙的切端稍宽，体积稍大于下颌中切牙，而且从近中切角向远中切角倾斜形如"刻刀"。牙根扁形，根面沟明显；牙颈部和牙冠舌侧易沉积牙结石。拔牙操作忌用旋转力，以防根折断。

18. 上颌尖牙外形

上颌尖牙外形如图3-21所示。

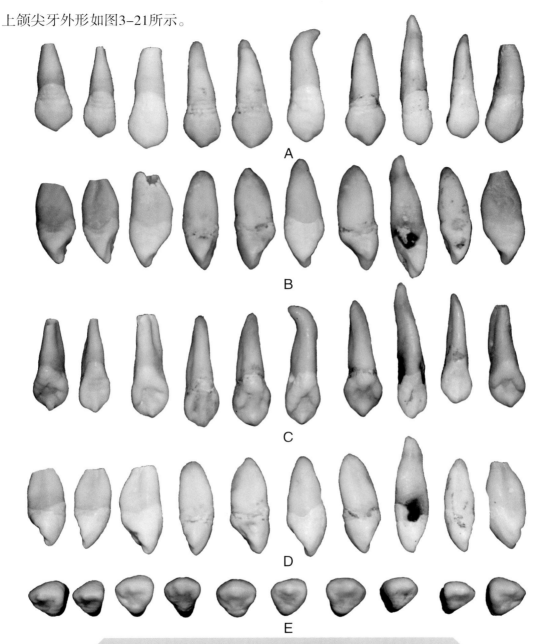

图3-21　上颌尖牙外形

A.唇面；B.近中面；C.舌面；D.远中面；E.切端。

　　上颌尖牙外形粗大，牙体纵长居全口自然牙之首。牙冠呈楔状，但切端有隆起的牙尖将切嵴分割为近中牙尖嵴和远中牙尖嵴，从而使唇面呈五边形；舌面小于唇面，有舌轴嵴将舌面隔成近远两窝。牙根粗壮，根长是冠高的两倍。上颌尖牙自洁作用好，很少有龋坏；根长固位好，存留时间长；生长位置特殊，支撑口角和面颊形态丰满。

19. 下颌尖牙外形

下颌尖牙外形如图3-22所示。

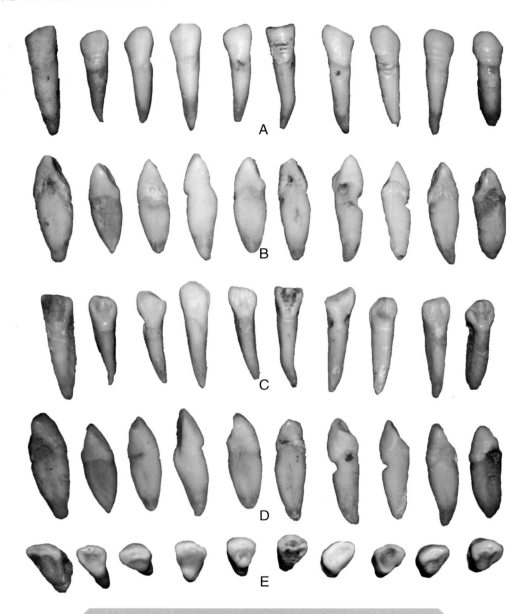

图3-22　下颌尖牙外形

A.唇面；B.近中面；C.舌面；D.远中面；E.切端。

　　下颌尖牙较上颌尖牙体积小，牙冠两牙尖嵴相交角大于90°，并且牙尖明显偏向近中，牙根呈扁柱状，远中面有明显的长形下凹，有一种返祖现象即根尖存在分叉或分叉痕迹；在尖牙保护𬌗中，远中牙尖嵴和唇轴嵴是尖牙𬌗制导的基础。

20. 上颌第一前磨牙外形

上颌第一前磨牙外形如图3-23所示。

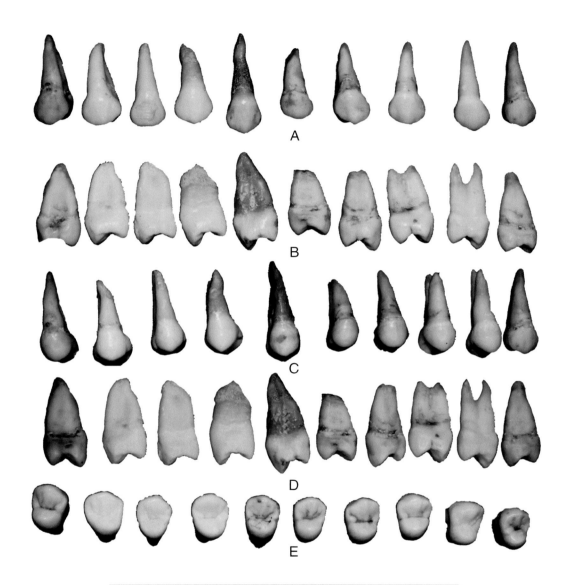

图3-23　上颌第一前磨牙外形

A.颊面；B.近中面；C.舌面；D.远中面；E.殆面。

上颌前磨牙左右共4颗，第一前磨牙体积最大。牙冠有5面。颊面似尖牙唇面，呈五边形，但颊尖偏向远中；舌面呈卵圆形，面积比颊面小；邻面约为四边形，可见颊舌二尖；殆面呈六边形，颊舌径大于近远中径。牙根扁而多分叉，双根概率高，故拔牙脱位时严禁使用扭转力。

21. 上颌第二前磨牙外形

上颌第二前磨牙外形如图3-24所示。

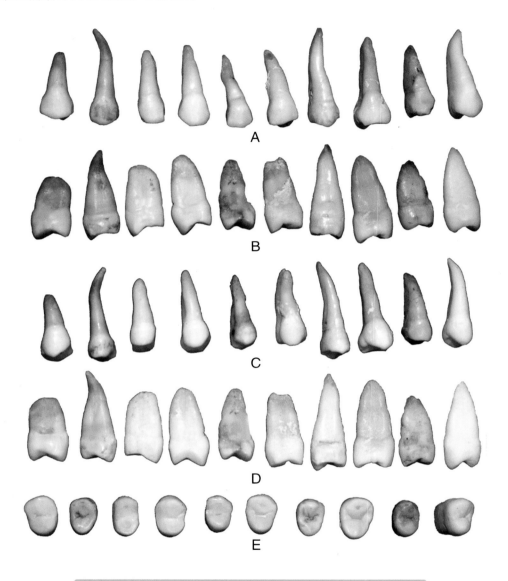

A

B

C

D

E

图3-24 上颌第二前磨牙外形

A.颊面；B.近中面；C.舌面；D.远中面；E.𬌗面。

上颌第二前磨牙外形小于第一前磨牙，牙冠𬌗面呈长方形，颊舌径大于近远中径；𬌗面有颊舌二尖（均偏近中），中央窝底的中央沟窄而短；上颌第二前磨牙的根较扁，在邻面有沟或根分叉痕迹，但真正的双根形态不多见。正畸治疗因骨量不足常需拔除前磨牙，两牙都可为备选对象，但第一前磨牙对容貌有支持作用，第二前磨牙对个体的咀嚼效率有帮助。

22. 下颌第一前磨牙外形

下颌第一前磨牙外形如图3-25所示。

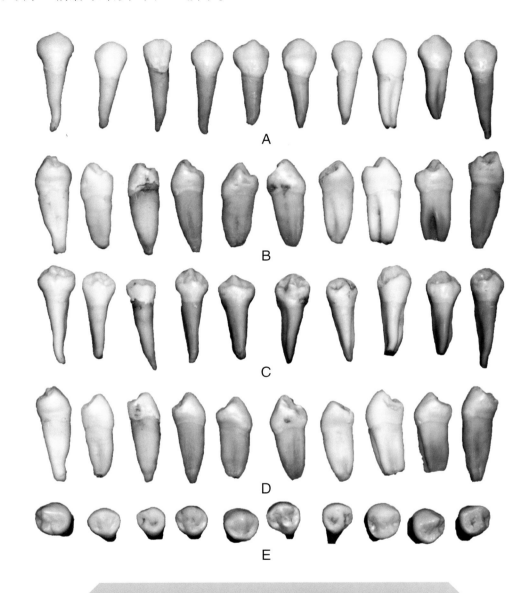

图3-25　下颌第一前磨牙外形

A.颊面；B.近中面；C.舌面；D.远中面；E.𬌗面。

　　下颌第一前磨牙不但体积最小，而且外形特征显著。下颌第一前磨牙𬌗面有横嵴存在，中央窝被分成近远两个；颊尖、舌尖对比明显，颊尖高耸与牙体长轴一致，舌尖低矮偏向舌侧；牙根扁细略向远中弯曲，北方居民下颌第一前磨牙牙根邻面有明显的分叉沟，此形态在齿槽外科中应小心牙根被折裂。

23. 下颌第二前磨牙外形

下颌第二前磨牙外形如图3-26所示。

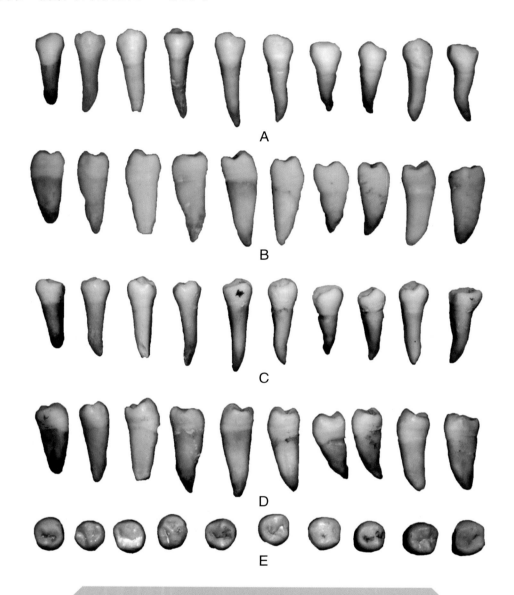

A

B

C

D

E

图3-26　下颌第二前磨牙外形

A.颊面；B.近中面；C.舌面；D.远中面；E.𬌗面。

下颌第二前磨牙在外形上与磨牙更相似。牙冠方圆，其颊舌厚度、近远中宽度、𬌗颈高度，三者几乎等距；下颌第二前磨牙𬌗面有2~3个牙尖，发育沟有多种类型，而且中央窝内出现畸形中央尖的概率是所有前磨牙组中最高的；牙根呈扁柱状。下颌第二前磨牙常被作为寻找下颌颏孔的参照。

24. 上颌第一磨牙外形

上颌第一磨牙外形如图3-27所示。

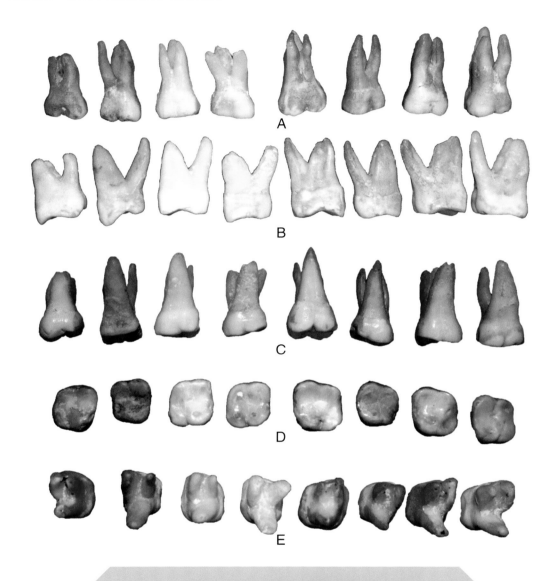

图3-27　上颌第一磨牙外形

A.颊面；B.邻面；C.舌面；D.殆面；E.根尖。

上颌第一磨牙是最重要的咀嚼功能牙，在牙弓上承受的殆力也最大。上颌第一磨牙牙冠殆面宽大，有4个牙尖，近中舌尖与远中颊尖的三角嵴联合为斜嵴，将中央窝分成近、远中两个。上颌第一磨牙三根形态、根之间分叉度大，以适应在咀嚼中多向力的传导；牙根尖毗邻上颌窦，鼻旁窦的炎症可表现为牙髓炎症状；取断根时若操作不当可使断根坠入上颌窦内。

25. 上颌第二磨牙外形

上颌第二磨牙外形如图3-28所示。

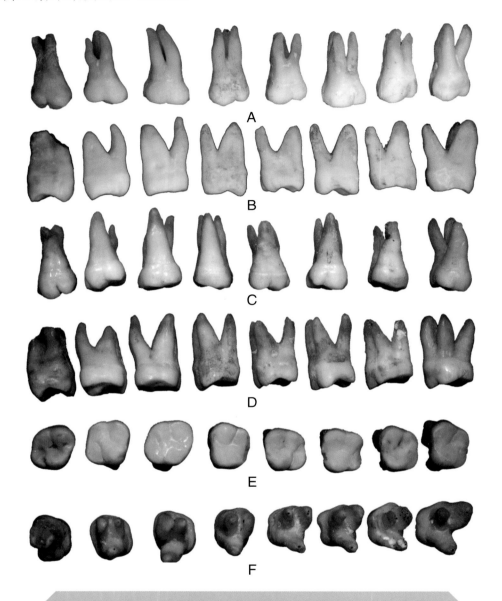

图3-28　上颌第二磨牙外形

A.颊面；B.近中面；C.舌面；D.远中面；E.𬌗面；F.根尖。

　　上颌第二磨牙体积较上颌第一磨牙小，牙冠𬌗面多见呈圆三角形，可以有斜嵴出现但多被中央沟离断；个体萌出时间大约在13岁，以后随着年龄增长，𬌗面釉质被咀嚼过程逐渐磨耗，这一过程与时间成正比关系，该特征可用于个体的年龄鉴定。牙根也多为3根，只是分叉度较第一磨牙小，根尖亦邻近上颌窦。

26. 上颌第三磨牙外形

上颌第三磨牙外形如图3-29所示。

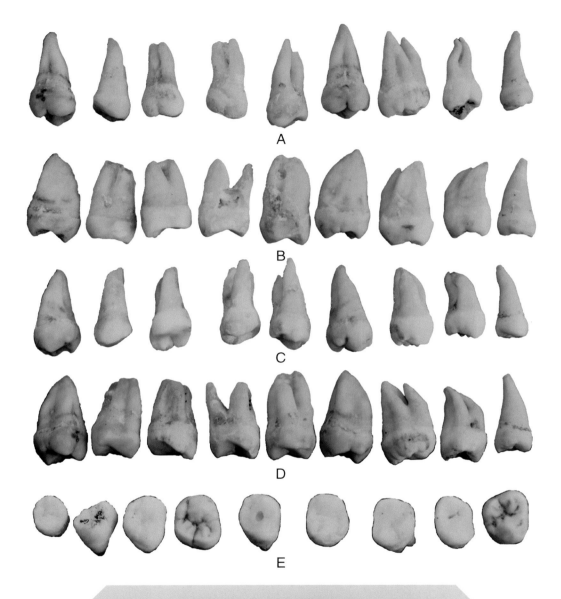

图3-29　上颌第三磨牙外形

A.颊面；B.近中面；C.舌面；D.远中面；E.殆面。

上颌第三磨牙在形态上已经完全退化，牙冠成球状，牙根多融合。上颌第三磨牙殆面多见呈圆三角形，牙根呈独立的三叉状根形已十分少见，常见的是三根融合的痕迹，拔牙后应仔细检查上颌第三磨牙离体后是否外形完整，片状根折并非罕见。上颌第三磨牙向颊侧阻生多见，根方深面为上颌窦，取断根若操作不当，断根易坠入上颌窦。

27. 下颌第一磨牙外形

下颌第一磨牙外形如图3-30所示。

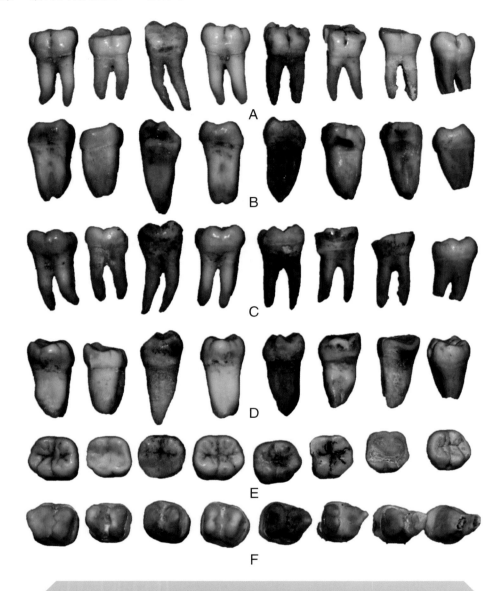

图3-30 下颌第一磨牙外形

A.颊面；B.近中面；C.舌面；D.远中面；E.𬌗面；F.根尖。

下颌第一磨牙可能是全口自然牙中体积最大者，也是恒牙最早萌出者；牙冠呈长方形，近远中径大于颊舌径，𬌗面有5个牙尖，"大"字形的发育沟为显著特征。下颌第一磨牙为双根形态，呈近远中向分开，且分叉度较大，有时在远中根的舌侧分出一小牙根称"远舌根"，拔牙时远舌根易发生折断，或在根管治疗中被遗漏导致治疗失败。

28. 下颌第二磨牙外形

下颌第二磨牙外形如图3-31所示。

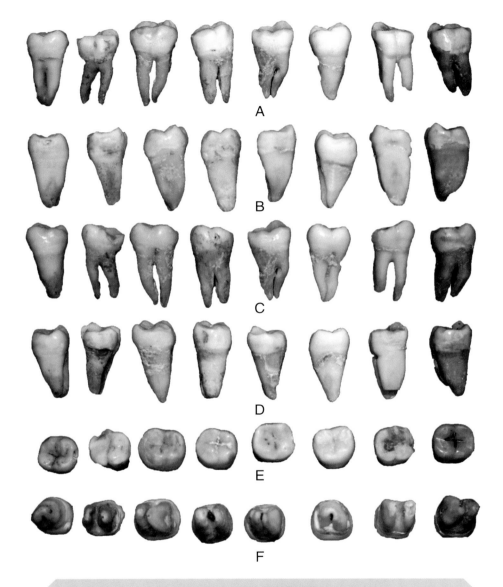

图3-31　下颌第二磨牙外形

A.颊面；B.近中面；C.舌面；D.远中面；E.殆面；F.根尖。

　　下颌第二磨牙体积较毗邻的下颌第一磨牙小，牙冠常呈立方体，殆面"十"形发育沟将4个牙尖分隔，也可见到如下颌第一磨牙殆面者，但被认为是下颌第二磨牙的原始形。下颌第二磨牙的根形态多样，为二根时其分叉度小，融合根则表面存在深凹的纵沟，还有一种"C"形根为颊侧融合而舌侧分离呈沟状，无论哪种形态的根在外科拔牙中都不能使用扭转力脱位。

29. 下颌第三磨牙外形

下颌第三磨牙外形如图3-32所示。

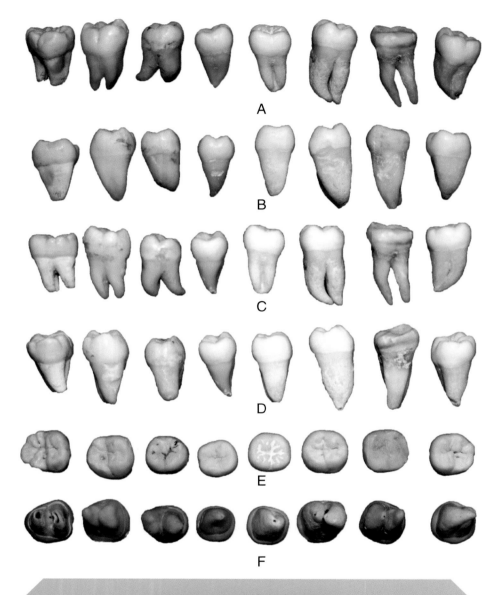

图3-32　下颌第三磨牙外形

A.颊面；B.近中面；C.舌面；D.远中面；E.𬌗面；F.根尖。

下颌第三磨牙外形变异大，在临床有下颌磨牙外形或相似前磨牙形态的均可遇见，双牙根和融合根几乎各占50%。研究显示，下颌第三磨牙牙冠越大、𬌗面牙尖越明显者，其牙根呈分叉根型的概率越高，这对拔牙时评估其难易程度有参考作用；下颌第三磨牙深面有下颌管经过，取出拔牙折断根时应特别小心，以免断根坠入下颌管内。

30. 乳牙外形、上颌乳切牙外形

乳牙外形如图3-33所示，上颌乳切牙外形如图3-34所示。

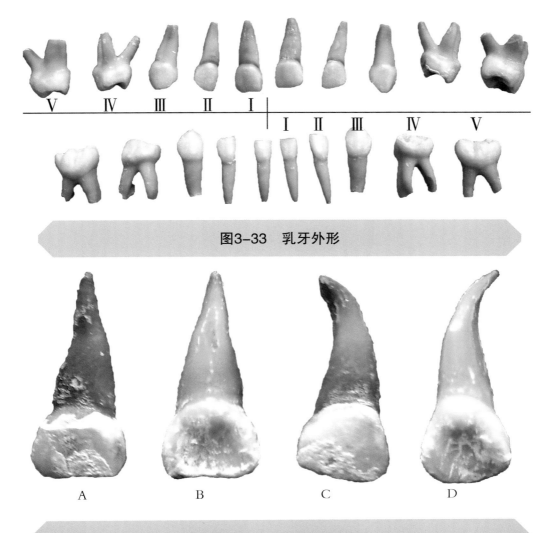

图3-33　乳牙外形

图3-34　上颌乳切牙外形

A.乳中切牙唇面；B.乳中切牙舌面；C.乳侧切牙唇面；D.乳侧切牙舌面。

　　乳牙只有乳切牙、乳尖牙和乳磨牙三种类型，它们的共同特点为冠根分明、颈嵴显著。乳前牙（乳中切牙、乳侧切牙、乳尖牙）只有1根，乳磨牙（第一乳磨牙、第二乳磨牙）有2～3个牙根；与恒牙比较，乳磨牙根干短，根分叉的夹角比恒牙磨牙显著，乳牙根分叉状似爪姿。乳牙下方的恒牙胚在不断生长发育，它们不断刺激和挤压乳牙根导致其吸收，所以自然脱落的乳牙多"有冠无根"；乳牙滞留则不同（根较完整），外科拔牙谨防根折。

31. 下颌乳中切牙外形、乳尖牙外形

下颌乳中切牙外形如图3-35所示，乳尖牙外形如图3-36所示。

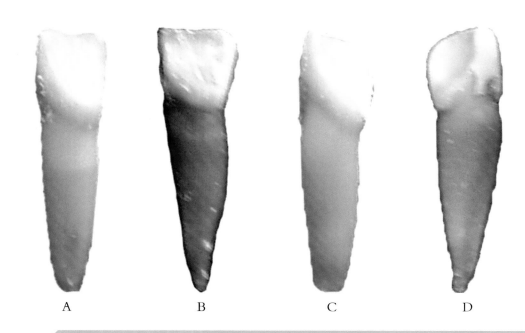

图3-35　下颌乳中切牙外形

A.乳中切牙唇面；　B.乳中切牙舌面；　C.乳侧切牙唇面；　D.乳侧切牙舌面。

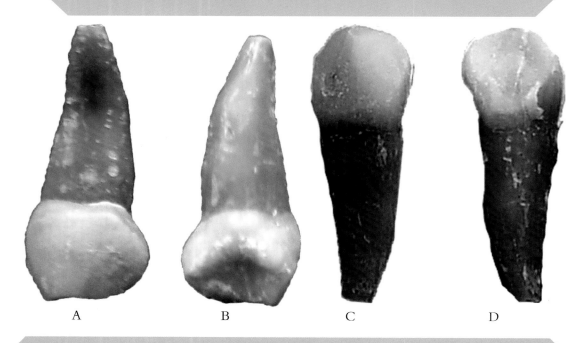

图3-36　乳尖牙外形

A.上颌乳尖牙唇面；B.上颌乳尖牙舌面；C.下颌乳尖牙唇面；D.下颌乳尖牙舌面。

32. 上颌乳磨牙外形、下颌乳磨牙形态

上颌乳磨牙外形如图3-37所示，下颌乳磨牙形态如图3-38所示。

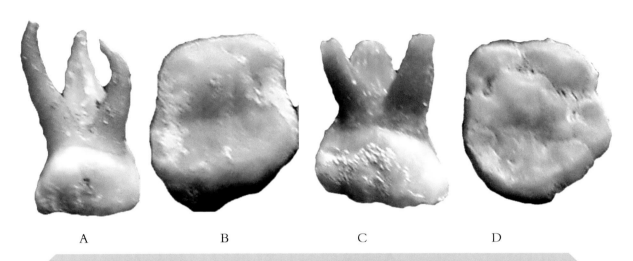

A   B   C   D

图3-37　上颌乳磨牙外形

A.第一乳磨牙颊面；B.第一乳磨牙𬌗面；C.第二乳磨牙颊面；D.第二乳磨牙𬌗面。

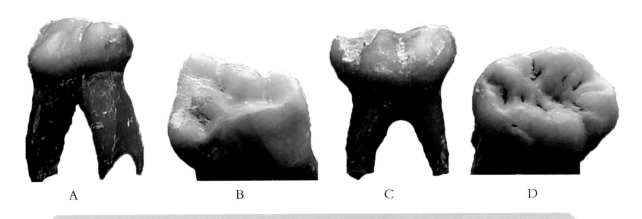

A   B   C   D

图3-38　下颌乳磨牙形态

A.第一乳磨牙颊面；B.第一乳磨牙𬌗面；C.第二乳磨牙颊面；D.第二乳磨牙𬌗面。

33.牙体外形变异

牙体外形变异如图3-39所示。

牙体外形异常不但影响咀嚼功能，当牙体变异出现在牙弓前部时，还对个体的容貌产生影响，故就诊者中多关注前牙区的牙体形态异常。实际上牙的异常有牙数目异常和牙外形异常，数目异常为颌骨上生长的恒牙（乳牙少见）数超过了正常数目（多生牙），也有少于正常牙数的（缺生）；多生牙可能在切牙区或是在磨牙区，多生牙的外形常异于常态，并使牙列拥挤易嵌塞食物残渣（细菌分解食物残渣往往是口腔有异味的原因之一）；多生牙需要外科拔牙治疗，此时对根形态的了解变得尤为重要，因为根折后的处理与正常形态的根外形缺乏借鉴和比较。牙缺失使牙基本数减少，牙列出现间隙，在咀嚼过程中不断有食物挤压缝隙间裸露的牙周组织，导致创伤性龈炎，形成的缝隙视情况予以修复设计。

牙体外形异常除有牙体积的大小变化外，还有非正常形态的牙冠外形或牙根外形变异。牙冠的异常可以用烤瓷冠或光固化修复，以纠正对咀嚼或对个体容貌的影响；只要牙根稳固就可以使用现代技术恢复牙冠应有的形态。牙根形态变异往往在外科拔牙时被发现，但现代根管治疗技术日臻完善，根管预备为牙根变异规律总结提出了新的要求，根形与根管型的规律总结有待深入研究，CT检查为诊断提供了极大便利，常规X线检查仍有诊断意义。

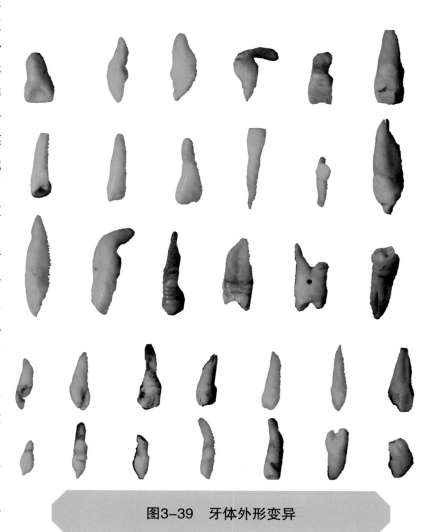

图3-39 牙体外形变异

34. 磨牙外形变异、典型变异牙外形

磨牙外形变异如图3-40所示，典型变异牙外形如图3-41所示。

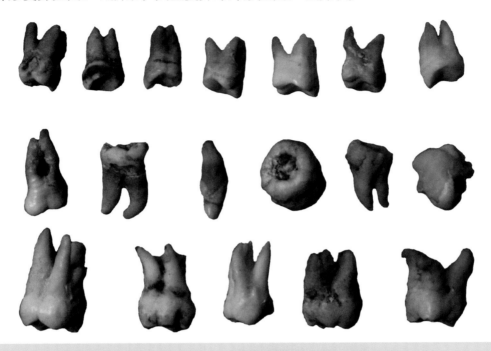

图3-40 磨牙外形变异

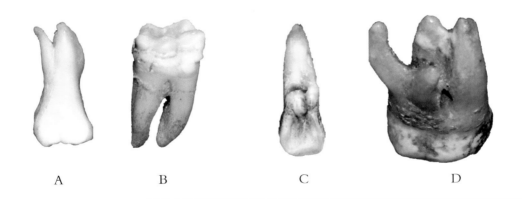

| A | B | C | D |

图3-41 典型变异牙外形

A.牛型齿；B.桑葚齿；C.畸形舌面沟；D.四根形磨牙。

　　牙变异与牙胚形成的过程有关，任何影响牙胚形成或干扰生长发育均可使牙体外形变异、数目改变，传统认为返祖现象是牙体异常的原因之一，胚胎期间的母体罹患某些疾病（如梅毒）也会使日后出生的下代牙体异常，甚至环境因素也会导致个体出现牙体变异。当人们还不能控制诱发牙齿变异的动因时，积极地寻找治疗异常的牙体外形也是一项不错的选择。

35.牙体外形异常

牙体外形异常如图3-42所示。

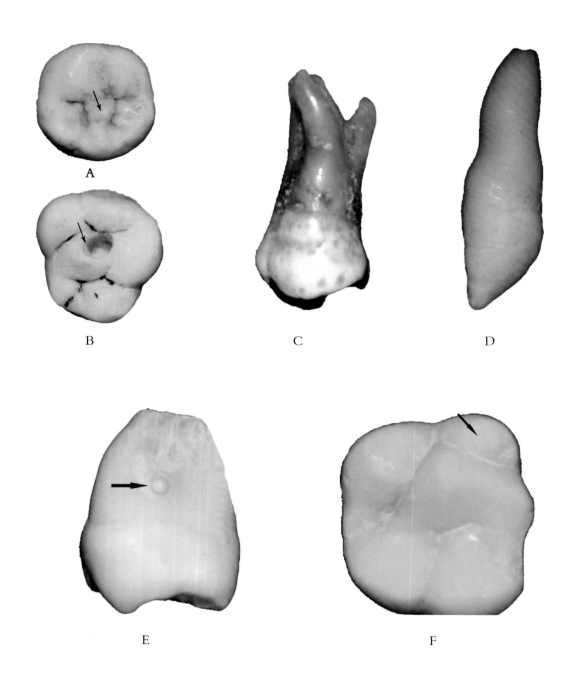

A

B

C

D

E

F

图3-42　牙体外形异常

A.畸形中央尖；B.畸形中央尖（已被开髓）；C.磨牙腭根分叉；D.牙体锥形变异；E.釉珠；F.特大卡氏尖。

36. 牙髓腔的组成、髓室底形态、髓室顶形态和根管形态

牙髓腔的组成如图3-43所示，髓室底形态如图3-44所示，髓室顶形态如图3-45所示，根管形态如图3-46所示。

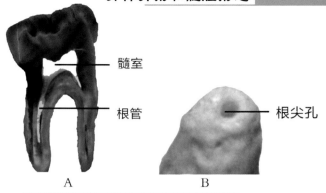

图3-43　牙髓腔的组成
A.显示髓室根管；B.显示根尖孔。

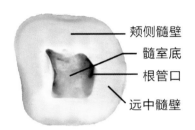

图3-44　髓室底形态

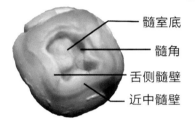

图3-45　髓室顶形态

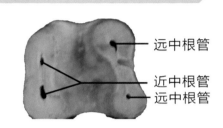

图3-46　根管形态

牙髓腔为牙本质围成的与牙体外形大致相似的腔隙，由髓室、根管系统及根尖孔等结构组成，牙髓腔内有牙髓组织，这是牙感觉和营养的主要来源，离开肌体的牙齿，牙髓组织已坏死、液化，用特殊的技术才能观察到牙髓组织；如果牙髓发炎坏死，由于失去营养滋润，牙体会显得晦暗无光泽。

髓室位于牙冠和牙颈内，典型的髓室有6面髓壁；与牙体长轴一致的4个轴相髓壁和与此垂直的髓室顶、髓室底。前牙或者单根牙的髓室底则不明显，只有多根牙才有典型的髓室底；髓室底上有根管口通向根管，牙弓上不同牙位的根管口形态不同，而且同一牙位的髓腔由于根管有差异，根管口也不尽相同；髓室顶是髓室位于牙体殆面的髓壁，后牙的髓室顶比切牙的宽大，在髓室顶有与牙尖数一致的髓角，外伤中牙冠裂或牙尖折都有可能使髓腔与外界相通，从而引起牙髓组织的感染、发炎。

根管位于牙根内，为复杂的管道系统，这些管道通过根管口连通髓室，又通过根尖孔通向牙体外，出入牙髓腔的血管和神经通过根尖孔联系牙体外的组织结构。这些复杂的管道被称为"根管系统"，由两部分组成：①主根管；②侧副管。主根管起于髓室根管口，沿根长轴穿行，最后通过根尖孔通向牙体外，穿行在根内的主根管可以分叉，也可以合并，但最后均通过根尖主孔开口牙体外。早期人们对根管的描述分为单根单管型、单根双管型或三管型，随着对根管形态了解的加深，发现有些根管在行进中有分叉或者合并，所以有了1-2型、2-1型、2-1-2型等多种根管类型，不论怎样分合行进，这都显示主根管形态丰富的特征。侧副管是主根管以外穿行在牙根内的小型管、网，其管口的直径明显小于主根管，这些结构包括根管侧支、管间吻合、根尖分叉、根尖分歧、旁管、根尖三角洲等（有人还将副根管也归为此类）；侧副管开口于侧副孔。在根管治疗中，根管系统的形态越复杂，其根管预备的操作难度就越大，根管系统的分类目的是探讨形态规律与寻求治疗方法，不应为了分类而寻找一些个案特例。

37.全口天然牙的根管口形态、简单根管分型

全口天然牙的根管口形态如图3-47所示，简单根管分型如图3-48所示。

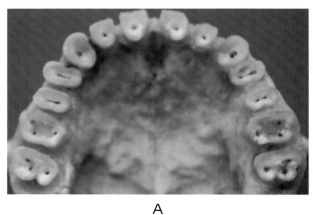
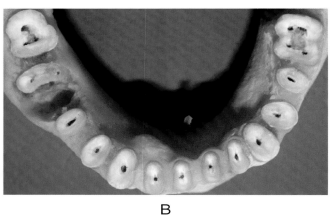

A

B

图3-47 全口天然牙的根管口形态

A.上颌牙的根管口形态及位置；B.下颌牙的根管口形态及位置。

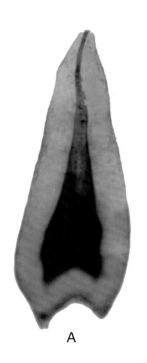
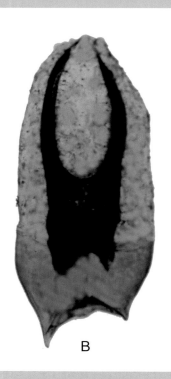
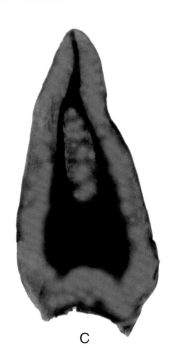

A

B

C

图3-48 简单根管分型

A.单根单管型；B.单根双管型；C.2-1型根管。

38. 复杂型根管形态

复杂型根管形态如图3-49所示。

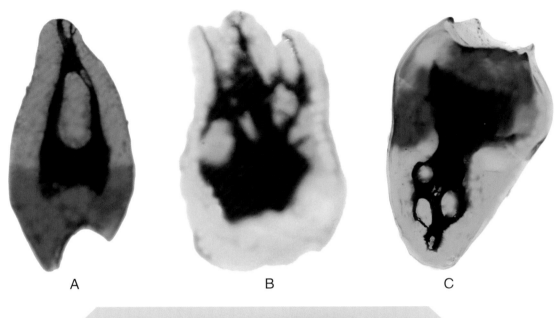

图3-49　复杂型根管形态

A.2-1-2型根管；B.多支型根管；C.网状型根管。

　　根尖孔是根管系统通向牙体外的门户，主根管开口于主孔，侧副管开口于侧副孔，两者的差异在孔径上也有明显不同。根尖孔开口处并非全都位于根尖顶点，可以开口在根尖4个轴面的任意侧，近中、远中、舌侧、颊（唇）侧均可有根尖孔存在，其距离根尖顶点1～3mm。根尖孔的数目与主根管最终达根尖的管支有关，难于计量的是侧副孔的多少，因为有些侧副管没有开口（如管间吻合、旁管），有些又开口众多（如根尖分歧，有报道多达9支），精确统计每个牙位的根尖孔数目，目前还是一件困难的事。根尖孔以圆形或卵圆形多见，肾形和月牙形也曾有报道，甚至缝隙状根尖孔也有个案，但这不是常态。人们如此重视根尖孔的形态结构，是因为根管治疗后最好不要留下未被充填的无效腔，实际有些治疗失败的病例就是特殊结构因素所致。

　　牙髓腔为硬组织形成的密闭空间，牙髓组织疏松、血管和游离神经末梢丰富，当有炎性渗出时挤压神经产生难以忍受的疼痛，除非打开牙髓腔减压，否则不能消除疼痛。开髓多选在髓室顶；髓腔的壁厚与年龄有关，牙体形态发育完成后，在髓腔面仍有继发性牙本质不断产生沉积使髓腔壁增厚，而髓腔的容积越来越小，髓室和根管在高龄后仅有缝隙状空间，此时在根管预备中易导致误伤髓底或遗漏根管口，所以全面了解牙髓腔形态是必要的。

39. 根管系统形态，临床病例展示

根管系统形态如图3-50所示，临床病例展示如图3-51所示。

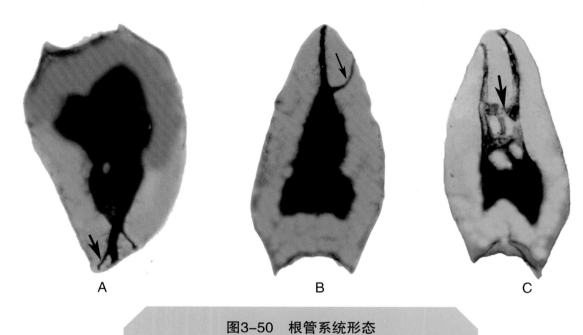

A   B   C

图3-50　根管系统形态

A.根尖分歧；B.侧支根管；C.管间吻合。

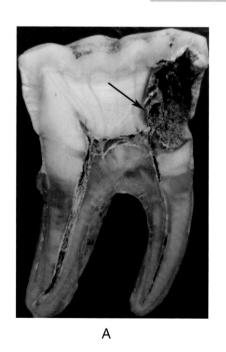

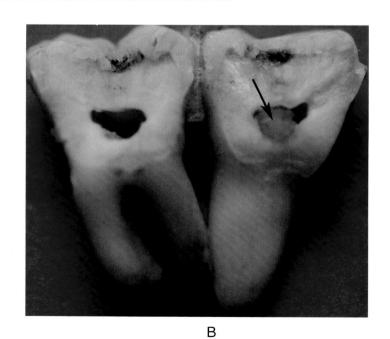

A   B

图3-51　临床病例展示

A.牙体龋坏；B.髓腔结石。

40. 上颌中切牙髓腔形态

上颌中切牙髓腔形态如图3-52所示。

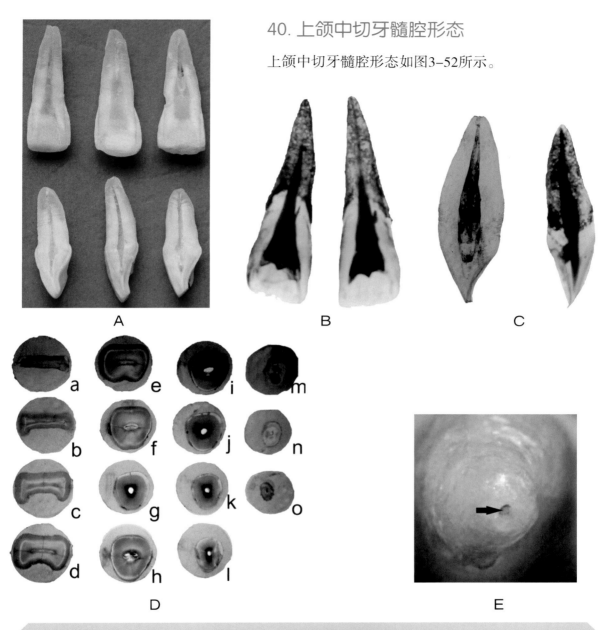

A

B

C

D

E

图3-52　上颌中切牙髓腔形态

A. 沿牙体长轴剖片；B. 髓腔透明正面显示；C. 髓腔透明侧面显示；D. 牙冠牙根水平连续切片；E. 根尖孔。

上颌切牙髓腔形态的共同特征：髓室与根管间无髓室底，髓室的4个轴壁与根管口延续无边界，髓室顶的髓角凸向切嵴、近-远中径宽，从舌窝揭开髓壁后，探入的器械可以直接伸入根管内。根管粗大，截面呈圆三角形，至根中1/3或根尖1/3区根管才逐渐变细；根管几乎全为1-1型，存在有侧副管的概率低。根尖孔多呈圆形和椭圆形，位于根尖顶或轴相的舌侧，或远中均可遇见。上颌侧切牙的舌隆凸附近偶见有深沟延伸至根颈，根管预备中谨防侧穿髓壁。

41. 上颌侧切牙髓腔形态

上颌侧切牙髓腔形态如图3-53所示。

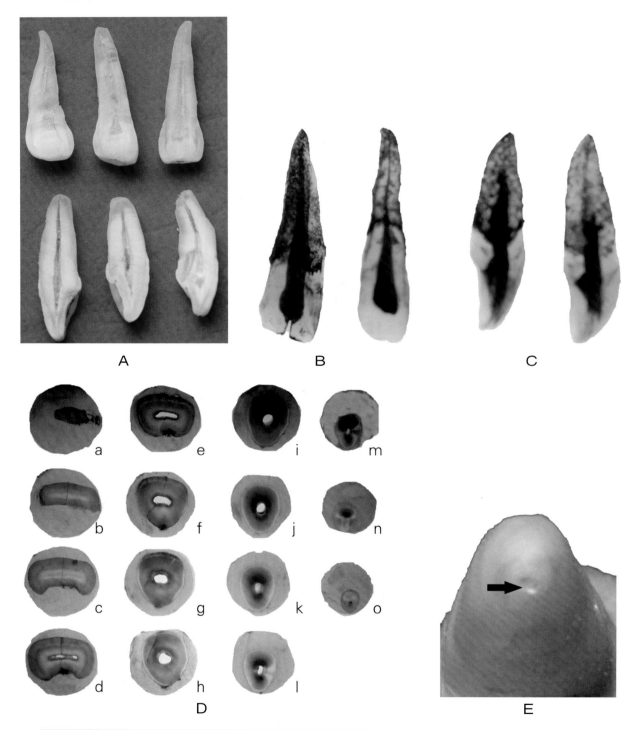

A

B

C

a

e

i

m

b

f

j

n

c

g

k

o

d

h

l

D

E

图3-53　上颌侧切牙髓腔形态

A. 沿牙体长轴剖片；B. 髓腔透明正面显示；C. 髓腔透明侧面显示；D. 牙冠牙根水平连续切片；E. 根尖孔。

42. 下颌中切牙髓腔形态

下颌中切牙髓腔形态如图3-54所示。

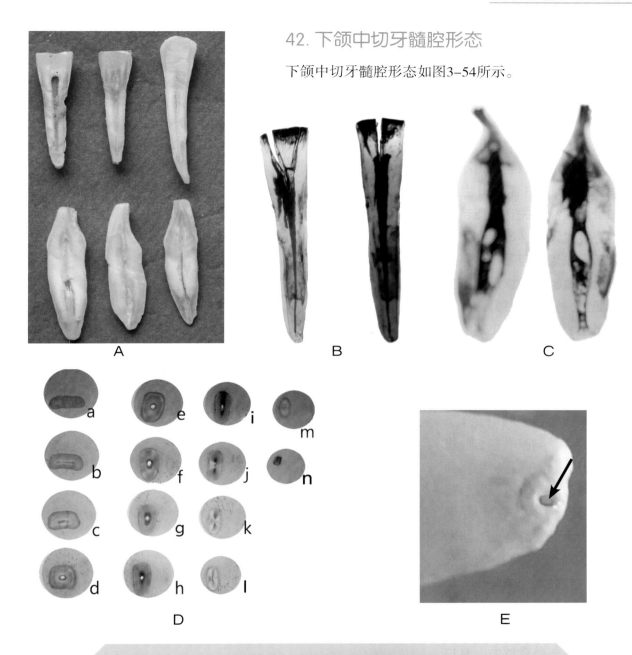

A. 沿牙体长轴剖片；B. 髓腔透明正面显示；C. 髓腔透明侧面显示；D. 牙冠至牙根水平连续切片；E. 根尖孔。

图3-54 下颌中切牙髓腔形态

　　下颌切牙由于牙体外形小，内部的髓腔空间也相对狭窄，髓室位于牙冠和牙颈部深面，髓室的下段与根管口直接延续，开髓探查器械可以直接进入根管中。根管类型除传统的"单根单管"外，还出现了"单根双管"类型，由于双根管呈唇-舌向排列，X线检查时需将牙位转动约30°才容易分辨。根管截面观察，当根内为单管时截面为扁状，双管时两管口趋圆形。侧副管出现的概率增大，特别是"管间吻合"形态，其间有一类称"根管峡"的侧副管，在根管预备中几乎成功的概率只有一半。根尖孔的常见外形仍为圆形和椭圆形，位于根尖顶区或轴相远中侧均可见到。

43. 下颌侧切牙髓腔形态

下颌侧切牙髓腔形态如图3-55所示。

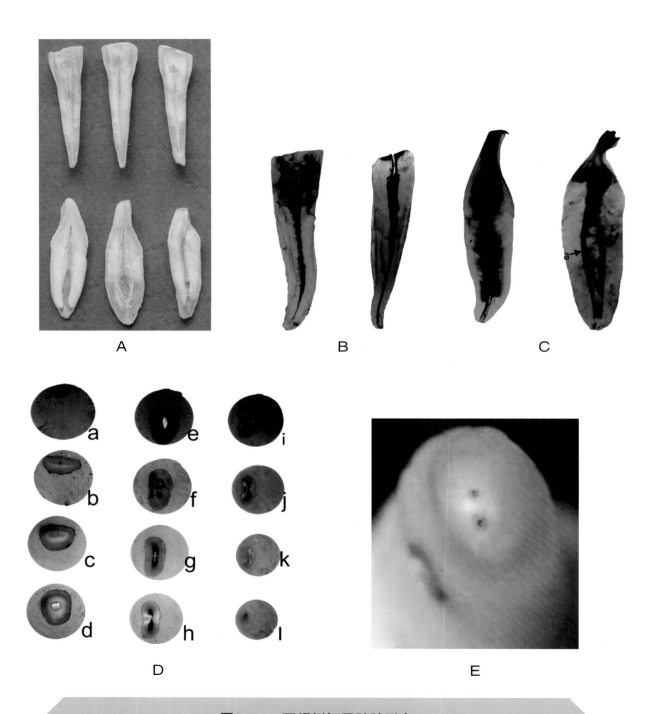

图3-55　下颌侧切牙髓腔形态

A. 沿牙体长轴剖片；B. 髓腔透明正面显示；C. 髓腔透明侧面显示；D. 牙冠至牙根水平连续切片；E. 根尖孔。

44.上颌尖牙髓腔形态

上颌尖牙髓腔形态如图3-56所示。

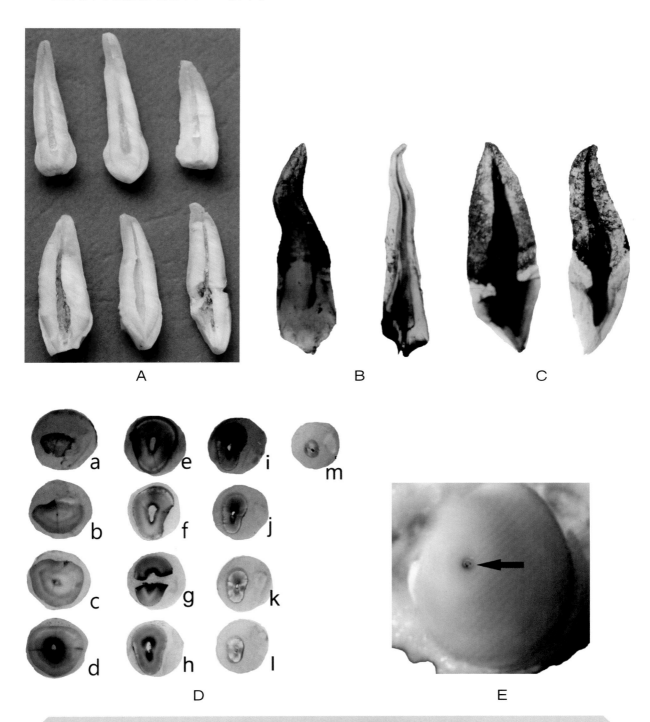

图3-56 上颌尖牙髓腔形态

A. 沿牙体长轴剖片；B. 髓腔透明正面显示；C. 髓腔透明侧面显示；D. 牙冠至牙根水平
连续切片；E. 根尖孔。

45. 下颌尖牙髓腔形态

下颌尖牙髓腔形态如图3-57所示。

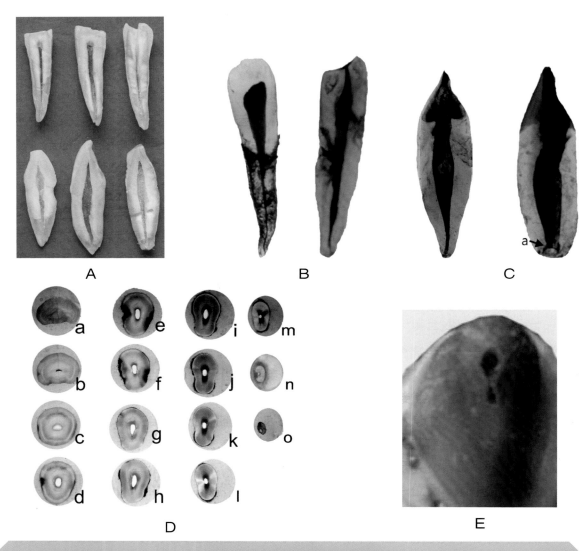

图3-57 下颌尖牙髓腔形态

A. 沿牙体长轴剖片；B. 髓腔透明正面显示；C. 髓腔透明侧面显示；D. 牙冠至牙根水平连续切片；E. 根尖孔。

尖牙的髓腔形态较为特殊，髓室底直接通根管口，没有界限，髓室顶隆起与髓角空间延续，再加之尖牙又多见单根管，于是在铸形的尖牙髓腔外形状如"棒槌"。无论上颌尖牙还是下颌尖牙的根管，在截面上都呈椭圆状，根管至根中1/3以下才逐渐变细；在下颌尖牙可出现1-2型根管，通常分叉点的位置都较低，这可能与下颌尖牙在原始形态存在根分叉有关。侧副管以根尖分叉或根尖分歧多见，根管侧支也可遇见。尖牙的根尖孔以圆形常见，多半位于根尖的顶区。尖牙开髓也多从舌面窝处进行，器械很容易进入根管内，值得注意的是低位分叉1-2型，往往容易漏掉一支成为无效腔。

46.上颌第一前磨牙髓腔形态

上颌第一前磨牙髓腔形态如图3-58所示。

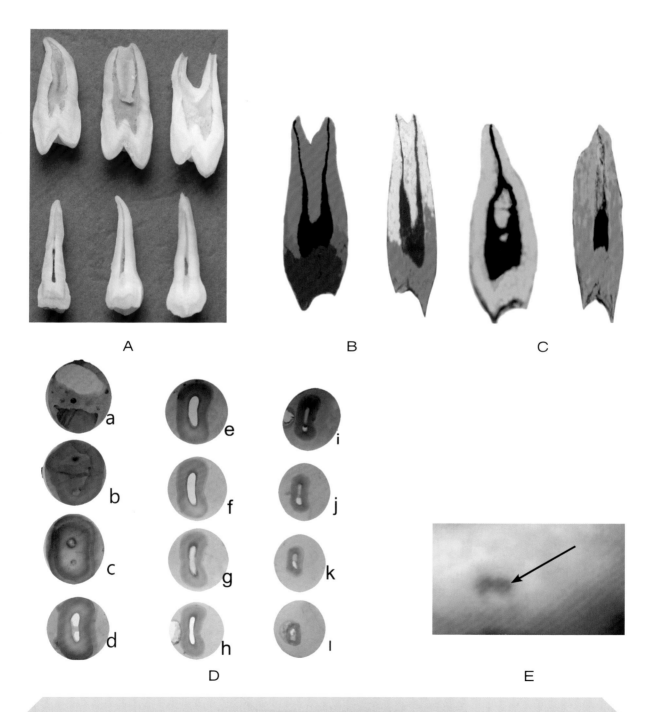

图3-58　上颌第一前磨牙髓腔形态

A. 沿牙体长轴剖片；B. 髓腔透明正面显示；C. 髓腔透明侧面显示；D. 牙冠至牙根水平连续切片；E. 根尖孔。

47. 上颌第二前磨牙髓腔形态

上颌第二前磨牙髓腔形态如图3-59所示。

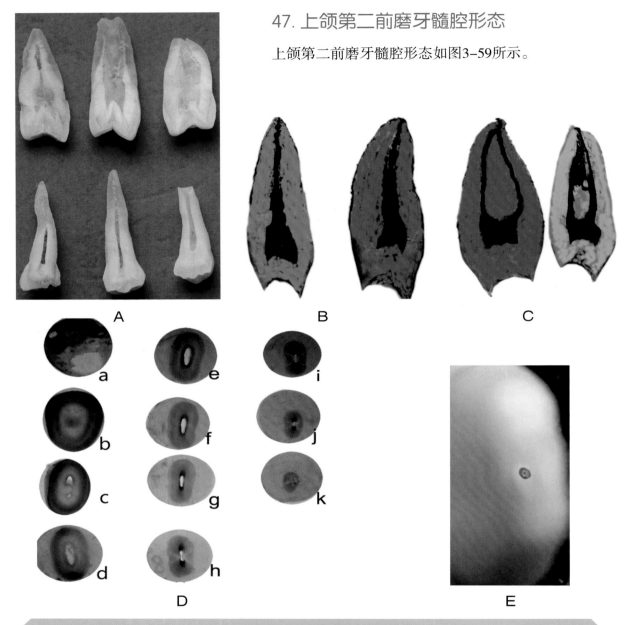

图3-59　上颌第二前磨牙髓腔形态

A. 沿牙体长轴剖片；B. 髓腔透明正面显示；C. 髓腔透明侧面显示；D. 牙冠至牙根水平连续切片；E. 根尖孔。

　　上颌前磨牙的髓腔是最早被研究的牙位髓腔形态之一，原因是容易获得标本，早期根管的分型几乎都源于前磨牙。第一前磨牙的髓室呈立方状，但在髓室的水平截面上外形近似"哑铃"形，颊-舌径明显大于近-远中径，第二前磨牙的髓室近-远中稍宽，但髓室截面仍呈缝状。根管形态在前磨牙为单根管或双根管各占一半，单根管时没有髓室底，双根管的髓室底也很低，但前磨牙的髓室顶很典型，并有2个髓角对应骀面颊、舌二牙尖。侧副管有管间吻合、根尖分叉或分歧，根管侧支常见，这是上颌前磨牙根管治疗难度大的原因之一。开髓从中央窝进行，但在髓室内器械活动受限，寻找根管口颇费时间。

48. 下颌第一前磨牙髓腔形态

下颌第一前磨牙髓腔形态如图3-60所示。

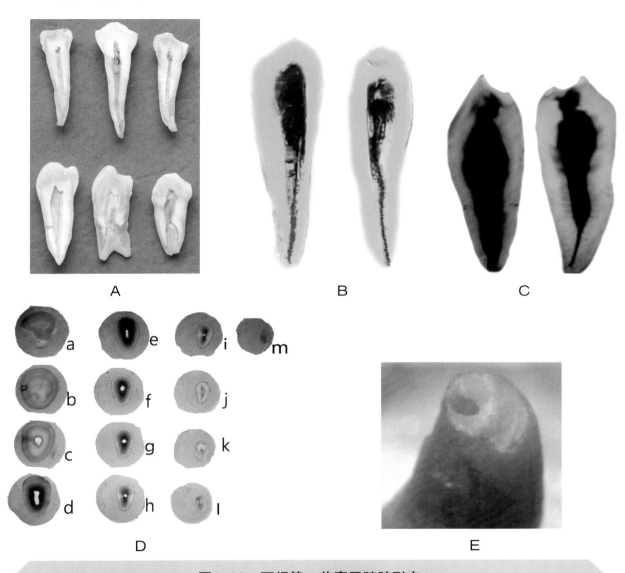

图3-60 下颌第一前磨牙髓腔形态

A. 沿牙体长轴剖片；B. 髓腔透明正面显示；C. 髓腔透明侧面显示；D. 牙冠至牙根水平连续切片；E. 根尖孔。

下颌前磨牙的髓腔形态共同点较少，第一前磨牙的髓室顶有2个髓角，颊侧髓角正好位于髓腔的纵轴线上（犹如尖牙的髓顶形态），舌侧髓角矮、偏离中线，髓室顶延展偏向舌侧，此形态开髓揭顶增加了可操作面积。第二前磨牙𬌗面有时存在3个牙尖，增大了髓室顶的面积。髓室底不明显，因为扁圆形单根内通常只有一条根管存在，故根管口与髓室相互移行；根管在根中就逐渐缩窄，在截面呈扁圆状，近中和远中的根管壁较薄，扩管时若不注意往往造成侧穿管壁。当第一前磨牙出现明显的根面沟时，多数情况下为1-2型根管。

49. 下颌第二前磨牙髓腔形态

下颌第二前磨牙髓腔形态如图3-61所示。

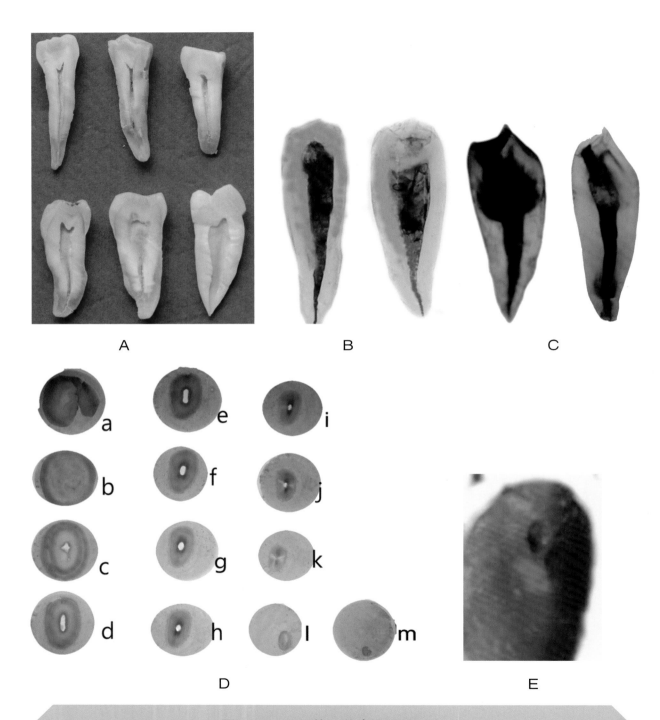

图3-61　下颌第二前磨牙髓腔形态

A. 沿牙体长轴剖片；B. 髓腔透明正面显示；C. 髓腔透明侧面显示；D. 牙冠至牙根水平连续切片；E. 根尖孔。

50. 上颌第一磨牙髓腔形态

上颌第一磨牙髓腔形态如图3-62所示。

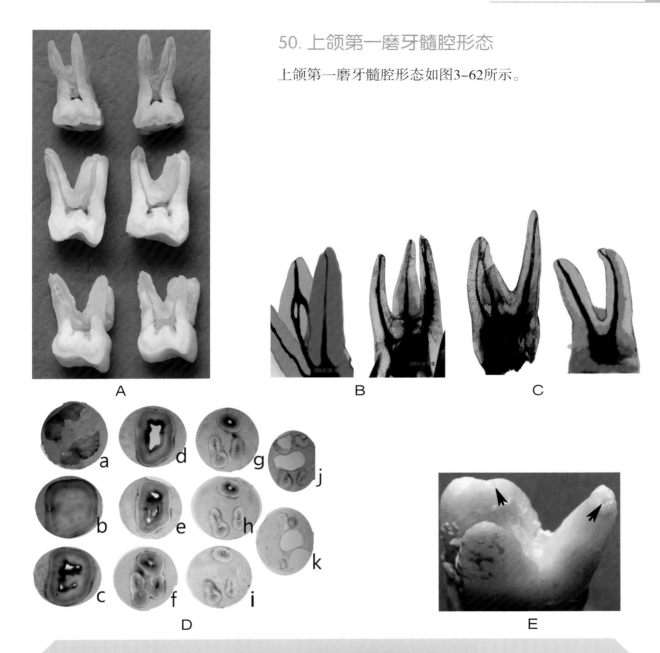

图3-62 上颌第一磨牙髓腔形态

A. 沿牙体长轴剖片；B. 髓腔透明正面显示；C. 髓腔透明侧面显示；D. 牙冠至牙根水平连续切片；E. 根尖孔。

上颌磨牙髓腔形态是自然牙最复杂的髓腔形态，因为每颗牙的牙根数目增多，故上颌磨牙的根管数也显著增加，根管数增加后各牙根管型出现变数的概率也随之增加了。磨牙髓室似立方体，颊-舌径大于近-远中径，髓室顶-底之间的距离小，髓顶最凸处与颈线平齐；髓室顶有髓角3~4个，此与殆面的牙尖多少相一致，其突起高度可达牙冠的殆1/3区，这提示牙体预备在牙尖处有穿髓风险。在髓室底根管口至少有3个，近中颊根会出现2个根管口（MB2），分别通向近颊根内2条根管，有时根管呈2-1型，所以在髓底可有3~4根管口供操作。

51. 上颌第二磨牙髓腔形态

上颌第二磨牙髓腔形态如图3-63所示。

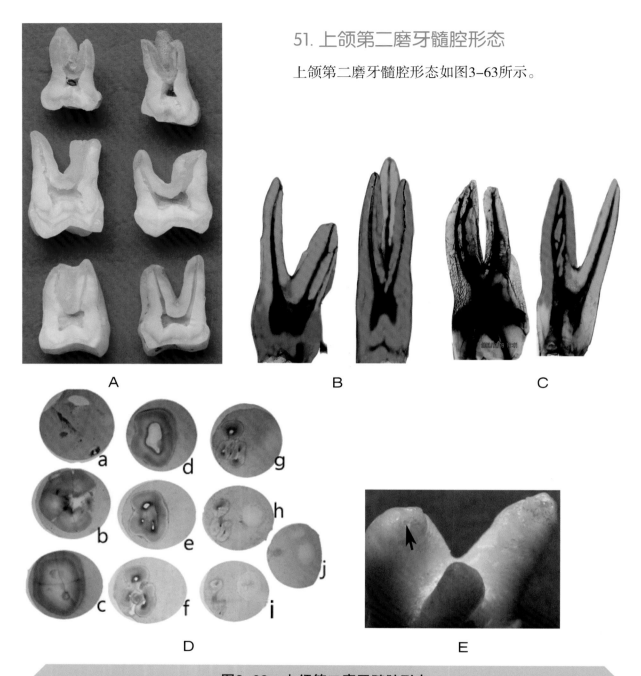

A

B

C

D

E

图3-63 上颌第二磨牙髓腔形态

A. 沿牙体长轴剖片；B. 髓腔透明正面显示；C. 髓腔透明侧面显示；D. 牙冠至牙根水平连续切片；E. 根尖孔。

上颌第二磨牙髓室亦似立方体，髓室颊舌径＞近远中径＞髓室高度，在髓室底多有3个根管口；在近中颊根亦可出现MB2，但其频率远低于上颌第一磨牙的近颊根。腭侧的根管通常较粗，有一种特殊情况是上颌第二磨牙有时出现融合根，此时只有2个根管口；在根管形态中出现根尖分歧较为常见。

52. 上颌第三磨牙髓腔形态

上颌第三磨牙髓腔形态如图3-64所示。

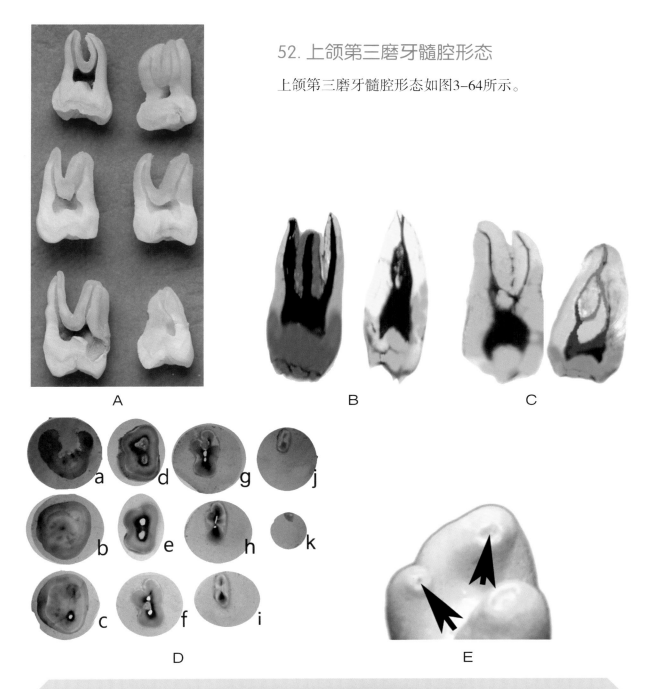

图3-64 上颌第三磨牙髓腔形态

A. 沿牙体长轴剖片；B. 髓腔透明正面显示；C. 髓腔透明侧面显示；D. 牙冠至牙根水平连续
切片；E. 根尖孔。

　　上颌第三磨牙的髓腔形态近来才引起重视，这与该牙自体移植前需作根管封闭有关，
虽然该牙的根管分型比较复杂，但去髓和充填过程均在体外完成，人们有充足的时间和在
直视下操作，通常较第一、第二磨牙的髓腔操作简单。上颌第三磨牙的根管可以有3条，
也可以为2条，侧副管也较常见。

53. 下颌第一磨牙髓腔形态

下颌第一磨牙髓腔形态如图3-65所示。

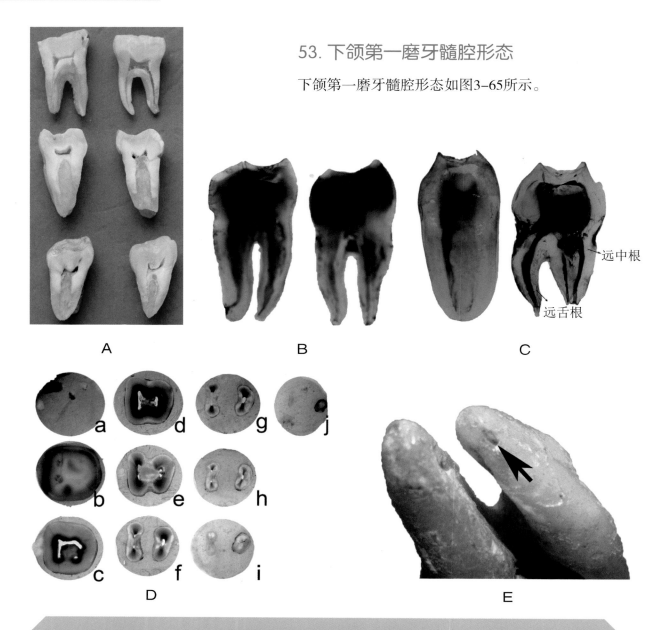

A. 沿牙体长轴剖片；B. 髓腔透明正面显示；C. 髓腔透明侧面显示；D. 牙冠至牙根水平连续切片；E. 根尖孔。

图3-65 下颌第一磨牙髓腔形态

下颌第一磨牙的髓腔形态特征，髓室的近-远中径>颊-舌径，髓室顶与底之间的距离约为1mm，高年龄后此距减小至几乎顶底相贴，所以开髓中因落空感不明显而导致继续向根方磨噬，最后造成髓底穿透。髓室顶凸向根方可以低于颈线，髓角伸向牙尖底部，可达牙冠中1/3下方。髓室底的外形变化多样，有宽平、窄凹、马蹄状多种类型，这为寻觅根管口增大了难度；在髓室底多有3个根管口，也可能存在4个根管口，近中根内多有2条根管，远中根内也可能有2个根管。近、远中根形扁，颊-舌向宽，以允许双根管并行穿越，并行的双根管最易形成管间吻合。

54. 下颌第二磨牙髓腔形态

下颌第二磨牙髓腔形态如图3-66所示。

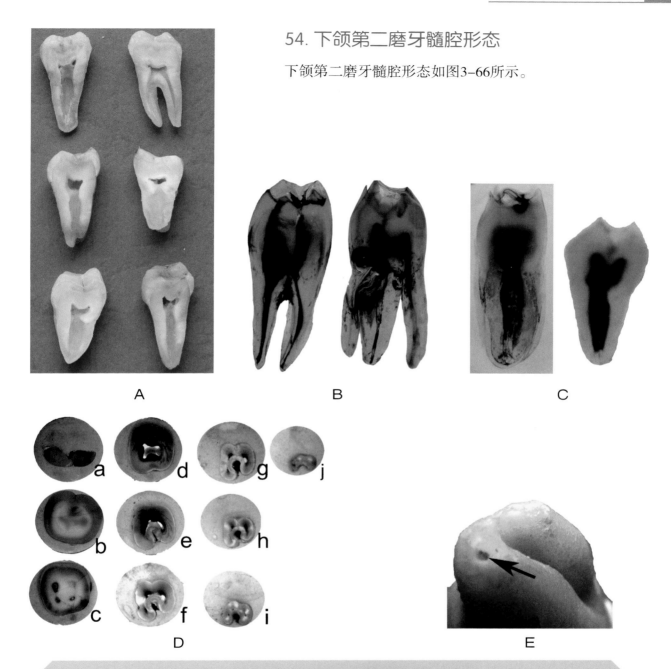

图3-66 下颌第二磨牙髓腔形态

A. 沿牙体长轴剖片；B. 髓腔透明正面显示；C. 髓腔透明侧面显示；D. 牙冠至牙根水平连续切片；E. 根尖孔。

下颌第二磨牙的髓腔较复杂，在根管预备中应谨慎，除与第一磨牙髓腔相似外，还有一类髓腔的根管类型称"C"型，在髓顶有4个髓角伸向殆面，然而在根内的根管呈缝隙状，在水平切面呈"C"型，使得进入的器械活动受限，常导致根管治疗不彻底。在下颌第二磨牙也可以出现远舌根，其根内根管细而较正常根管短，治疗中应防超充填。

55. 下颌第三磨牙髓腔形态

下颌第三磨牙髓腔形态如图3-67所示。

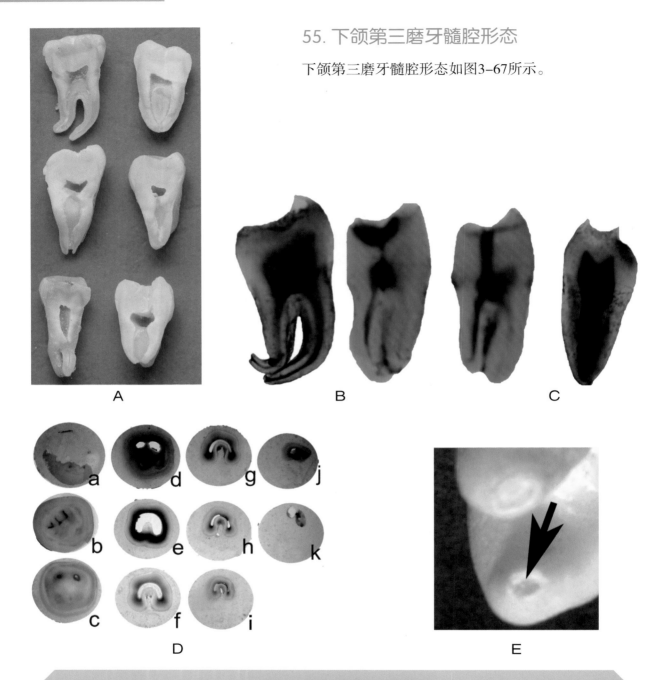

图3-67　下颌第三磨牙髓腔形态

A. 沿牙体长轴剖片；B. 髓腔透明正面显示；C. 髓腔透明侧面显示；D. 牙冠至牙根水平连续切片；E. 根尖孔。

　　下颌第三磨牙的髓腔形态变异范围较大，根管从1-1型至分支网状都可以遇见，而且弯曲形根管也十分常见。揭开髓室顶后，其根管口多为1～3口，通常3口的比例约有2/3，双口约占1/4，融合根的漏斗状单口或"C"形根管口约占1/5的比例。

56. 上颌乳中切牙髓腔形态、上颌乳侧切牙髓腔形态

上颌乳中切牙髓腔形态如图3-68所示，上颌乳侧切牙髓腔形态如图3-69所示。

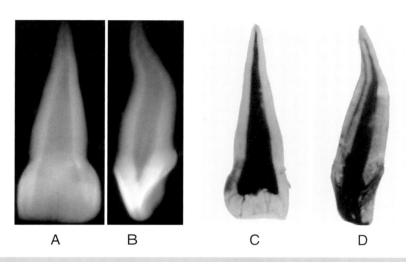

A   B   C   D

图3-68　上颌乳中切牙髓腔形态

A. X线影像正面观；B. X线影像侧面观；C. 髓腔透明正面观；D. 髓腔透明侧面观。

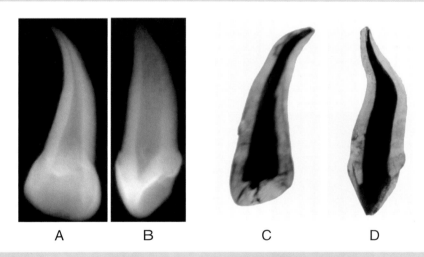

A   B   C   D

图3-69　上颌乳侧切牙髓腔形态

A. X线影像正面观；B. X线影像侧面观；C. 髓腔透明正面观；D. 髓腔透明侧面观。

　　乳牙的髓腔形态可划分乳前牙形态类型和乳后牙形态类型，乳前牙包括乳中切牙、侧切牙、尖牙，其共同特征是髓室腔大、髓室壁薄，髓室下段直接延伸为根管口，根内的根管类型单一（几乎全为1-1型或1-2-1型），当揭开髓室顶后器械伸入无遮挡可直至根管末端；现有样本研究很少发现有侧副管存在。乳前牙的根尖孔多显得宽阔，原因是牙萌出后根尖孔的形成和成型时间滞后，随后又因生理性根吸收将根尖孔放大，所以操作中若不控制工作长度，误伤深面的恒牙胚很可能发生。

57. 上颌乳尖牙髓腔形态、下颌乳中切牙髓腔形态

上颌乳尖牙髓腔形态如图3-70所示，下颌乳中切牙髓腔形态如图3-71所示。

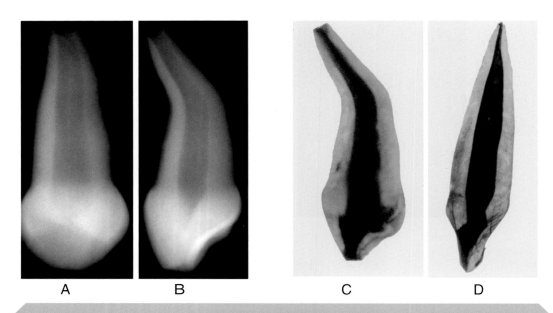

图3-70 上颌乳尖牙髓腔形态

A. X线影像正面观；B. X线影像侧面观；C. 髓腔透明正面观；D. 髓腔透明侧面观。

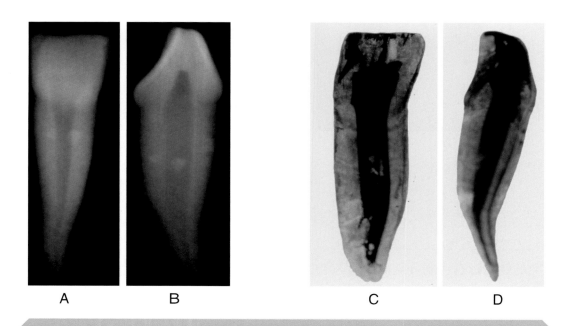

图3-71 下颌乳中切牙髓腔形态

A. X线影像正面观；B. X线影像侧面观；C. 髓腔透明正面观；D. 髓腔透明侧面观。

58. 下颌乳侧切牙髓腔形态、下颌乳尖牙髓腔形态

下颌乳侧切牙髓腔形态如图3-72所示，下颌乳尖牙髓腔形态如图3-73所示。

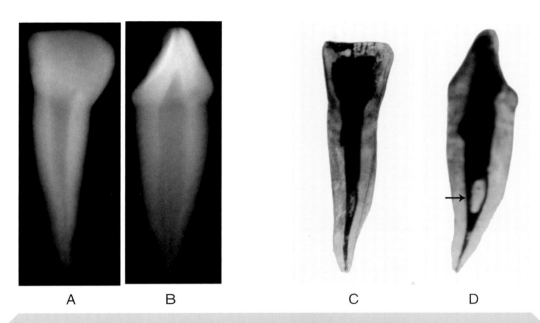

图3-72　下颌乳侧切牙髓腔形态

A. X线影像正面观；B. X线影像侧面观；C. 髓腔透明正面观；D. 髓腔透明侧面观。

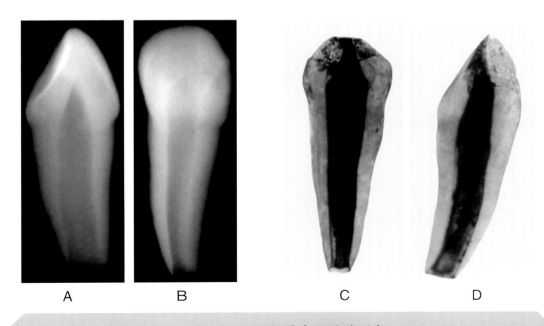

图3-73　下颌乳尖牙髓腔形态

A. X线影像正面观；B. X线影像侧面观；C. 髓腔透明正面观；D. 髓腔透明侧面观。

59. 上颌第一乳磨牙髓腔形态、上颌第二乳磨牙髓腔形态

上颌第一乳磨牙髓腔形态如图3-74所示，上颌第二乳磨牙髓腔形态如图3-75所示。

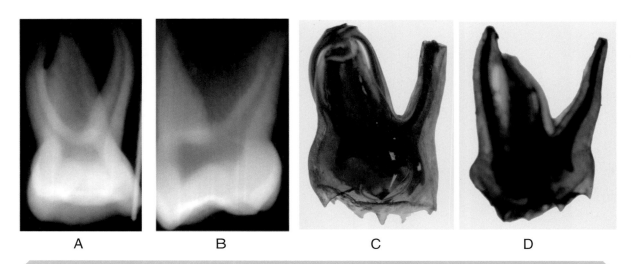

A   B   C   D

图3-74　上颌第一乳磨牙髓腔形态

A.X线影像颊侧面观；B.X线影像近中面观；C.髓腔透明近中面观；D.髓腔透明邻面观。

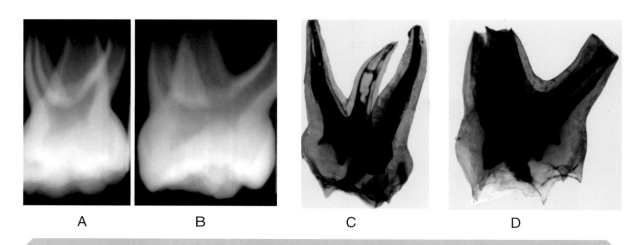

A   B   C   D

图3-75　上颌第二乳磨牙髓腔形态

A.X线影像颊侧面观；B.X线影像近中面观；C.髓腔透明近中面观；D.髓腔透明邻面观。

　　乳磨牙的髓腔形态比乳前牙的复杂得多，髓室有典型的六壁，髓室顶和4个轴相髓壁均薄，加之乳牙硬组织的矿化程度低，所以儿童发生的龋坏迅速侵入髓腔。髓室顶-底之间的空间较大，在髓室底上有3～4个根管口，并口径较宽阔，故乳牙揭开髓顶后寻找根管口没有恒牙操作那样困难，困难出在医患配合上。上颌乳磨牙至少有3条根管；下颌磨牙虽然为双根形态，但单根双根管类型十分常见。同时管间吻合、根管侧支等侧副管形态也时有遇见。乳牙由于在口腔存在时间短暂，治疗多偏重短期效果。

60. 下颌第一乳磨牙髓腔形态、下颌第二乳磨牙髓腔形态

下颌第一乳磨牙髓腔形态如图3-76所示，下颌第二乳磨牙髓腔形态如图3-77所示。

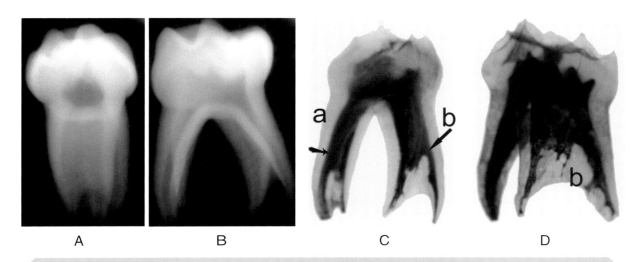

图3-76 下颌第一乳磨牙髓腔形态

A. X线影像近中面观；B. X线影像颊面观；C. 髓腔透明颊侧面观；D. 髓腔透明远中面观（a.近中根远中面观；b.远中根远平面观）。

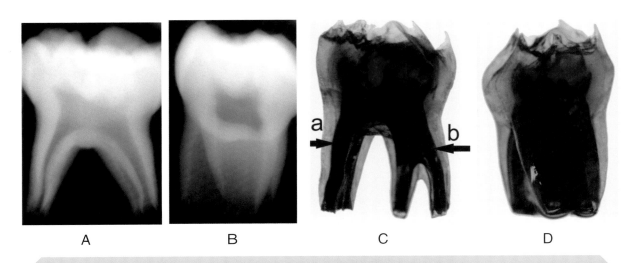

图3-77 下颌第二乳磨牙髓腔形态

A. X线影像颊侧面观；B. X线影像近中面观；C. 髓腔透明颊侧面观（a.近中根夹面观；b.远中根远中面观）；D. 髓腔透明远中面观。

第四章

牙列与咬合

1. 颜面形态与牙殆

颜面形态与牙殆如图4-1所示。

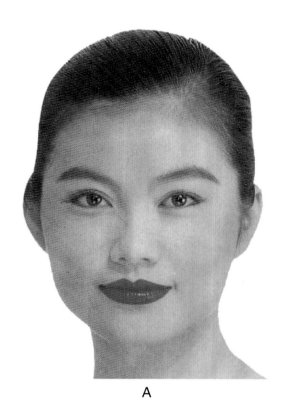 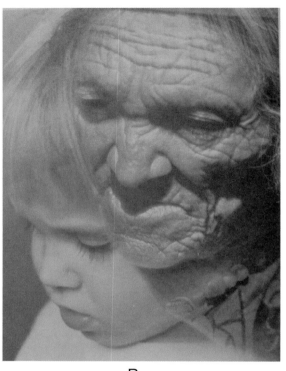

| A | B |

图4-1　颜面形态与牙殆

A.青春时期恒牙殆与颜面形态；B.儿童与高龄后牙殆变化与颜面形态的改变。

　　不论是西方的"黄金分割"理论描述，还是以传统中国画论的"三停五眼"为基础描述个体的容貌，均十分重视鼻底至颏下这段距离的协调美观。专业术语则将这段区域称为面部的"垂直距离"，一张美丽动人的面容，常与颜面下1/3高度的丰满匀称相关。

　　构成颜面部下1/3区域丰满及协调与否，又与颌骨的生长发育及牙弓的形态密切相关。青壮年时期，牙弓支撑的面部形态清晰，鼻唇沟匀称、口唇丰满而红润，给人一种活力四射的生命气息。然而在衰老后，由于牙冠殆面的过度磨耗使面下1/3的垂直距离降低，此时鼻唇沟加深，面部呈现皱褶；如果牙弓丧失，则两颊内陷，口唇因失去牙的衬垫而坍塌，从而容颜显得老态龙钟，个体心理冲击巨大而寻求治疗。

　　现代工业化进程对食物的过度精加工，使咀嚼产生的应有生理刺激衰退，导致殆、颌生长发育受抑，骨量与牙量比值不匹配，致使牙列拥挤和错殆畸形，不但降低了咀嚼效率，而且还影响了容貌，从而增加了牙殆正畸的需求。

2. 恒牙弓形态

恒牙弓形态如图4-2所示。

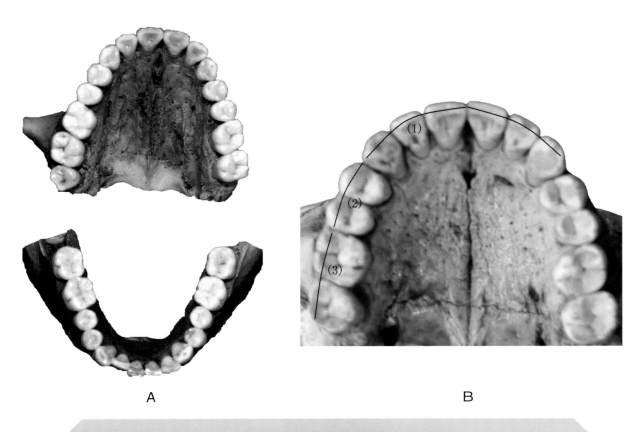

A   B

图4-2 恒牙弓形态

A.上、下牙弓外形；B.上牙弓构形因素（构成外形的分段）。

牙弓又称"牙列"，一副牙由上牙弓和下牙弓组成。在描述中，人们常将人群中的脸型，划分为"方圆""卵圆""尖圆"等，上牙弓的外形也可归结为"方圆""卵圆""尖圆"等，并且个体的面形与牙弓形相一致。更确切地讲，上牙弓的弯曲形态与个体颜面部下半部分外形相像（将上牙弓外形旋转与颜面颏部重叠时比拟）。这提示，在临床作全口义齿修复时，上牙弓的外形重建与被修复个体面形应该尽量一致。

牙弓有"方圆""卵圆""尖圆"三种类型的原因，源于牙弓上牙齿的排列。从中线开始，切牙、尖牙、前磨牙和磨牙的牙冠形成一自然的抛物线，该抛物线由前向后分3段，前段牙弓上牙冠的旋转程度与构成牙弓方圆、卵圆或尖圆类型关系密切。

牙弓分型通常只限于恒牙弓的外形描述，乳牙弓的外形多呈半圆形。乳牙所在的颌骨正处于生长发育阶段，其左右宽度大于前后的纵深长度。在替换恒牙后，颌面亦得到充分发育，则牙冠的排列和空间调整才逐渐与个体面部形态一致。

3. 乳牙弓形态、乳牙𬌗与恒牙胚

乳牙弓形态如图4-3所示，乳牙𬌗与恒牙胚如图4-4所示。

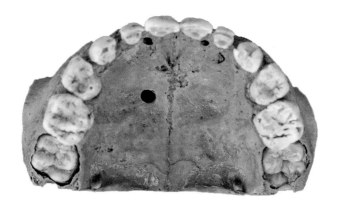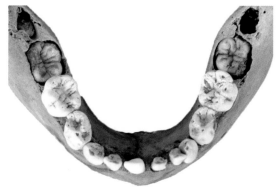

图4-3　乳牙弓形态

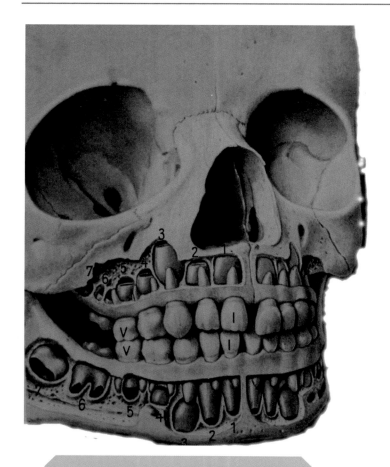

图4-4　乳牙𬌗与恒牙胚

牙列（牙弓）在人一生中有3个阶段，在婴幼儿时期为"乳牙列"，至6～7岁开始替牙，至12～14岁乳牙逐渐被恒牙替换，其中有一段时间为"混合牙列"期，至14岁后全部乳牙被恒牙替换，形成"恒牙列"，若没有疾病或外伤等因素的干扰，恒牙列可以伴随个体一生行使咀嚼功能和维持面部的形态。

4. 发育过程中的下颌骨和牙弓

发育过程的下颌骨和牙弓如图4-5所示。

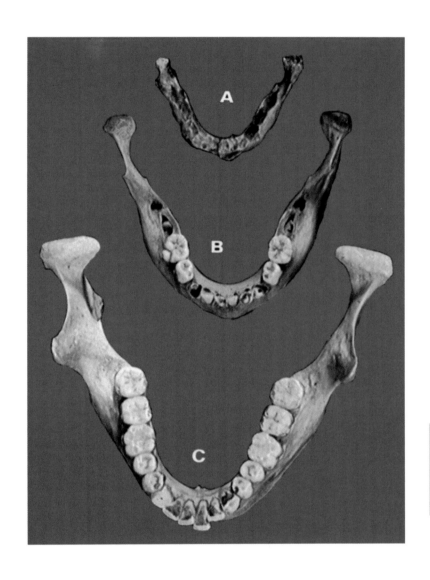

图4-5　发育过程中的
下颌骨和牙弓

A. 新生儿下颌骨；B.幼儿
下颌骨；C.成人下颌骨。

人的一生中，骨都处在结构和生理变化之中，其中又以颌骨变化最为显著。颜面在生长发育中，颌骨体积不断增长以适应面颅的改变，其次是颌骨上附着的牙齿，终生都在刺激颌骨改形，从牙齿萌出、咬合建立、𬌗面磨耗、牙缺失，以至自然牙列全脱落等一系列𬌗形态变化，均会导致颌骨形态改变。

5. 无牙颌，牙弓的宽度与长度测量

无牙颌如图4-6所示，牙弓的宽度与长度测量（牙弓指数=牙列宽/牙列长×100%）如图4-7所示。

当恒牙全部失去后，此时称"无牙颌"。无牙颌需要做全口义齿修复，即重建恒牙列。自然状态下的恒牙，通过牙根固位于上颌骨、下颌骨上，咀嚼产生的压力通过牙根传至颌骨保持生理刺激过程，从而使颌骨维持健康。当失牙后，颌骨缺少这种应有的生理刺激，则逐渐呈现失用性萎缩，上颌骨、下颌骨的牙槽嵴因吸收而消失，为了保证颌骨有必要的生理刺激过程，为预防失牙后牙槽骨萎缩，故适时修复缺失的牙齿是必要的。

乳牙与恒牙的交替中，乳牙的牙殆健康与日后恒牙列的整齐之间有关系，颌骨发育是否充分又与乳牙健康整齐相关联，大部分恒牙拥挤或牙列出现间隙的病例都与乳牙时期异常有关，骨量与牙量失衡，或因乳牙滞留干扰了恒牙萌出，都可导致恒牙咬合错乱。

据测定，上牙弓的平均宽度约55mm，平均长度约50mm；而下牙弓平均宽约52mm，长约41mm。此值可供失牙后修复时参考，也可用于正畸中Terra牙列指数的计算，以便设计出最佳治疗方案。

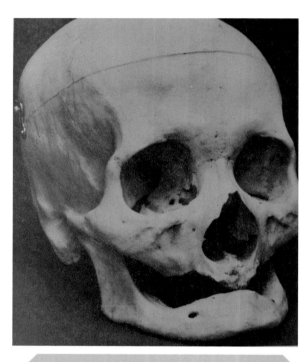

图4-6 无牙颌

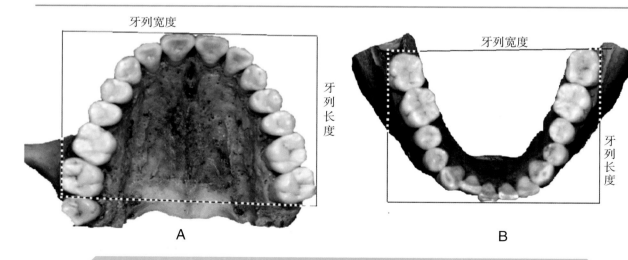

图4-7 牙弓的宽度与长度测量（牙弓指数=牙列宽/牙列长×100%）

A.上牙弓；B.下牙弓。

6. 牙齿的倾斜度

牙齿的倾斜度如图4-8所示。

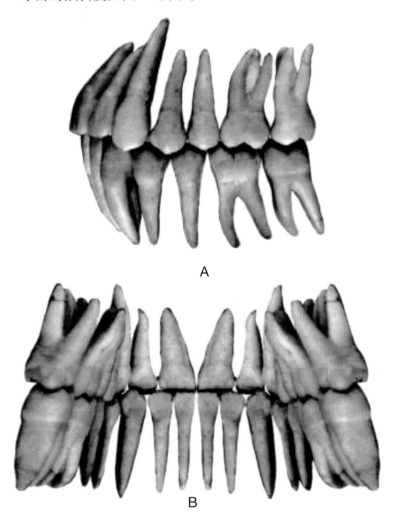

A

B

　　天然牙在牙弓上为了适应咀嚼压力的传递，每颗牙的空间位置均存在一定倾斜关系。规律：①上颌、下颌前牙均向近中方向倾斜；而前磨牙和第一磨牙的姿势则较垂直；第二磨牙、第三磨牙又向近中倾斜。②上颌、下颌前牙向唇侧倾斜，倾斜程度从中切牙开始至尖牙逐渐减小；前磨牙通常位置较垂直；上颌磨牙倾向颊侧，下颌磨牙倾向舌侧。

　　上牙弓、下牙弓的𬌗面以"眉间点"为中心呈半球面咬合接触方式，故纵𬌗曲线与横𬌗曲线恰与半球面的一段弧相重合。该结构的生理意义：①施于牙弓的咬合力与牙轴方向一致，这有利于牙周的健康；②上牙弓、下牙弓的咬合面不论运行到哪个方位，都能保持𬌗接触关系，从而提高了咀嚼效率。因此，在义齿修复中应尽量模拟天然牙弓的解剖形态。

7. 上颌纵𬌗曲线、下颌Spee 曲线和横𬌗曲线

上颌纵𬌗曲线（分前后两段）如图4-9所示，下颌Spee曲线（凹向𬌗面）如图4-10所示，横𬌗曲线（Wilson 曲线）如图4-11所示。

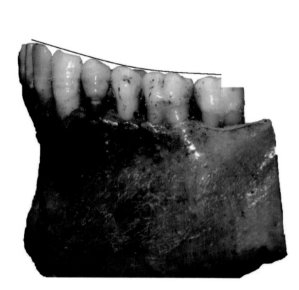

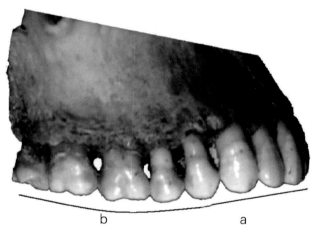

图4-9　上颌纵𬌗曲线（分前后两段）

a.平直段；b.凸向𬌗方。

图4-10　下颌Spee曲线（凹向𬌗面）

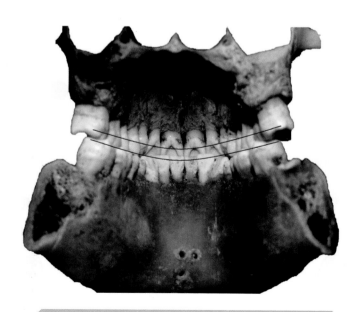

由于天然牙的倾斜，在牙列𬌗面形成了曲线，从侧方观察有纵𬌗曲线，从前方或后方观察有横𬌗曲线。上颌牙列的纵𬌗曲线分前后两段，前段平直而后段成弧，称补偿曲线；下颌牙弓的纵𬌗曲线由Spee首先描述，故又称Spee曲线。上颌牙弓的补偿曲线和横𬌗曲线凸向下，下颌牙弓的spee曲线和横𬌗曲线凹向上。

图4-11　横𬌗曲线 （Wilson 曲线）

8. 粭平面的构成、Bonwill三角

粭平面的构成如图4-12所示，Bonwill三角如图4-13所示。

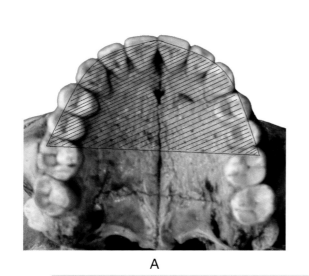
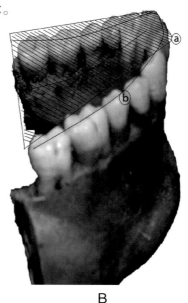

A   B

图4-12 粭平面的构成

A. 以上颌牙弓为基准构成的粭平面；B. 以下颌牙弓为基准构成的粭平面（a.假想平面；b.纵粭曲线）。

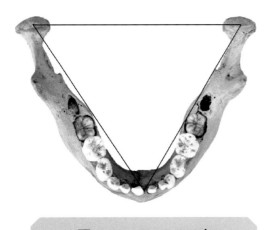

图4-13 Bonwill三角

"粭平面"又称"咬合平面"，是人为定义的形态特征，目的在于义齿修复时，以确定义齿排列的倾斜程度和设计义齿的牙尖斜度与工作斜度的匹配关系。

定义粭平面有两种方法：①以上颌牙弓的中切牙切嵴、尖牙的牙尖顶、第一和第二前磨牙的颊尖顶及上颌第一磨牙的近中颊尖顶作一直线（相当于上颌纵粭曲线的前半段），连接左右两线段区所构成的假想平面。②以下颌牙弓为基准，从左、右中切牙的近中切角至左、右下颌第二磨牙远中颊尖顶连线，所构成的假想平面。

Bonwill三角是人类学家观察人体下颌骨时，从左、右髁突中心至下颌中切牙近中切角，三点连线所构成的三角形。测量显示Bonwill三角每边长约10.16cm，近似一等边三角。若以边长为半径作弧则与眉间点相切，当以眉间点为中心画圆，Spee曲线和横粭曲线则成为球面的一部分，从而粭曲线、颞下颌关节协调成一个功能整体。该形态特点在义齿排列或关节紊乱调粭治疗中具有十分重要的意义。

9. 牙尖交错殆、正常覆盖覆殆关系

牙尖交错殆（上颌、下颌第一磨牙的咬合接触关系）如图4-14所示，正常覆盖覆殆关系（前方观察、后方观察）如图4-15、图4-16所示。

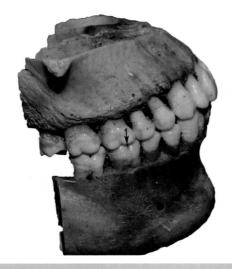

图4-14　牙尖交错殆（上颌、下颌第一磨牙的咬合接触关系）

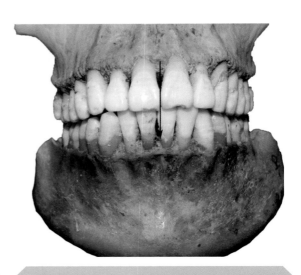

图4-15　正常覆盖覆殆关系（前方观察）

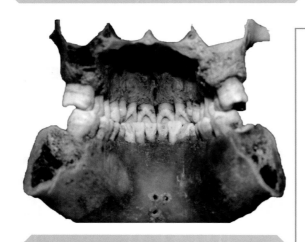

图4-16　正常覆盖覆殆（后方观察）

上牙弓、下牙弓咬合面的接触关系称殆。殆有多种类型，但最基本的只有3个，即"牙尖交错殆""前伸殆""侧旁殆"。其中"牙尖交错殆"又是一切殆关系的基础。

牙尖交错殆曾称"正中殆"，它被定义为"上、下牙弓间最广泛的咬合接触关系"。在这种形式的咬合关系中，上颌牙、下颌牙的尖窝互锁、沟嵴嵌合，展现出最广泛的牙尖交错接触关系（有人统计接触点最少有78个，最高可达138个）。它有如下解剖特点：①上牙弓、下牙弓中线对交，下颌牙弓的同名牙均在上颌牙弓同名牙之前；②上牙弓、下牙弓的牙位呈现一对二的接触关系，并且上颌牙弓在水平位超过下牙弓2～3mm（覆盖），在垂直位遮蔽下牙弓一个牙尖高度或切端1/3的距离（覆殆）；③特别重视上颌、下颌第一磨牙的咬合关系，即上颌第一磨牙的近中颊尖咬在下颌第一磨牙颊面沟内称"中性殆"，否则为"错殆"；另还强调上颌第一磨牙的近中舌尖咬在下颌第一磨牙的中央窝内，上颌第一磨牙的"斜嵴"嵌合在下颌第一磨牙的"远颊沟"中。

在个体的牙弓缺失后作义齿修复时，排列义齿应以牙尖交错殆为基础进行；牙尖交错殆的形态在正畸治疗中，也以此来进行错殆分类或设计治疗方案。

10. 乳牙中性𬌗，乳牙𬌗

乳牙中性𬌗如图4-17所示，乳牙𬌗（覆盖、覆𬌗）如图4-18所示。

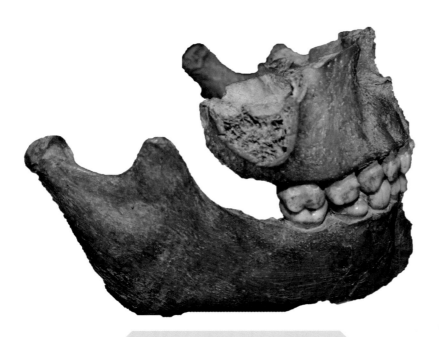

图4-17 乳牙中性𬌗

乳牙𬌗存在时间虽然短暂，但咬合关系仍遵循严格的解剖规律，上颌第二乳磨牙的近中颊尖咬在下颌第二乳磨牙的颊面沟内为"中性𬌗"关系。颌骨发育和乳牙磨耗处在动态中，故乳牙中性𬌗只在某一时间段内特别明显，随着颌骨生长发育，牙𬌗关系可发生变化，同时乳牙的覆盖、覆𬌗也较恒牙𬌗浅。乳牙𬌗在前牙区覆𬌗大约为上切牙遮去下切牙的切1/3，覆盖的距离不超过2mm。

乳牙𬌗健康与否对引导恒牙𬌗的建立十分重要，消除口腔不良习惯是建立正常𬌗关系的基础，啃噬异物、吮手指或羞涩性抵唇等不良习惯，都可能导致乳牙错𬌗畸形。

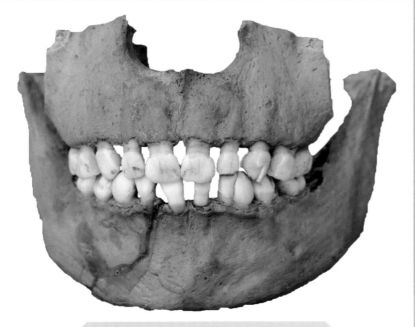

图4-18 乳牙𬌗（覆盖、覆𬌗）

11. 近中错𬌗

近中错𬌗如图4-19所示。

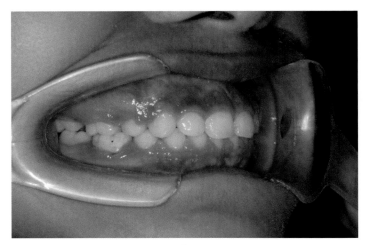

A

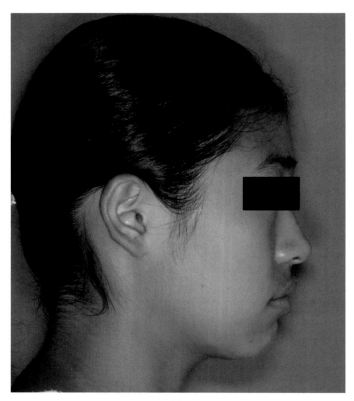

B

图4-19　近中错𬌗

A.牙𬌗图；　B.颜面容貌。

Angle认为，上颌、下颌第一磨牙的咬合接触关系是𬌗的关键，以上颌第一磨牙近中颊尖咬在下颌第一磨牙的颊面沟内为中性𬌗，若上颌第一磨牙近中颊尖没有对位下颌第一磨牙颊面沟，则称"错𬌗"。

错𬌗常见有近中错𬌗和远中错𬌗，如果上颌、下颌第一磨牙咬合对位正常，但其他牙齿咬合接触异常，则称为中性错𬌗。近中错𬌗时，下颌前置可使面容发生凹脸型变化；若远中错𬌗则显得下颌后缩，从而使面容产生凸面形改变。通常变化很轻微时，对视觉冲击并不明显，反而是中性错𬌗由于前牙区形态异常更引起关注。

错𬌗与病理𬌗是完全不同的两个概念，错𬌗并非全属病理性𬌗关系，一般寻求治疗的态度不积极。只有错𬌗严重影响到个体容貌或导致咀嚼效率低下时，个体才有迫切心情求助正畸。病理性错𬌗除了𬌗关系异常外，还多引起颞颌关节的功能紊乱，这是临床治疗时要特别注意的。

12.远中错殆

远中错殆如图4-20所示。

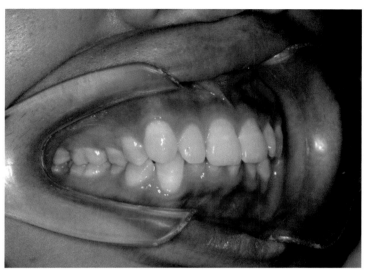

A

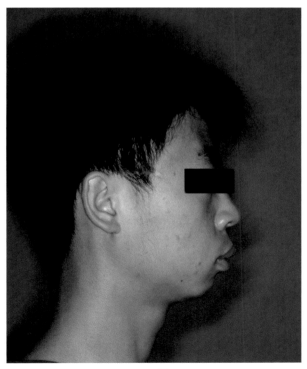

B

图4-20 远中错殆

A.牙殆；B.颜面容貌。

13. 超覆𬌗

超覆𬌗如图4-21所示。

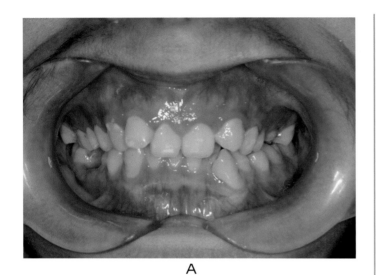

A

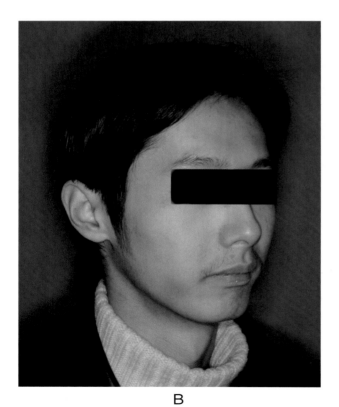

B

图4-21　超覆𬌗

A.牙𬌗；B.颜面容貌。

前牙区出现的"超覆𬌗""超覆盖""对刃𬌗"和"反𬌗"，均是严重影响颜面容貌的错𬌗畸形，患者就医心情也十分迫切。超覆𬌗以上颌中切牙遮盖下颌中切牙唇面牙冠高矮距离不同而程度各异，通常从Ⅰ°～Ⅲ°都可见到，严重超覆𬌗在开启的口裂间，下颌切牙唇面全部被上颌中切牙遮蔽，此时面下1/3的高度也明显变矮，使颜面三停比例失调。

正常覆盖在上颌中切牙与下颌中切牙的水平距离约为3mm，当大于此值时，上颌中切牙向唇侧倾斜漂移；最严重的超覆盖上颌开唇露齿、个体相貌粗鄙，极大影响个体社交的自信心。

对刃𬌗为上下切牙切端相对，缺乏覆盖和覆𬌗形态；本错𬌗畸形由于缺乏前牙的剪切生理过程，个体多有颞颌关节功能紊乱体征。反𬌗是下颌的切牙反覆盖在上颌切牙的唇侧，有此类错𬌗的个体不仅下颌多前突，颜面呈凹面形，而且患者多有咀嚼功能不全，或患有关节疼痛，容貌丑陋也往往使患者心理压力大。

14.超覆盖

超覆盖如图4-22所示。

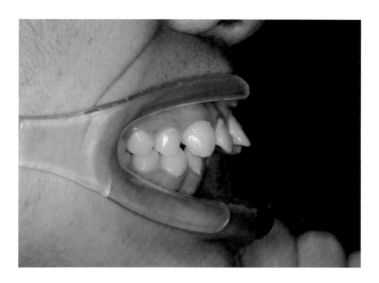

A

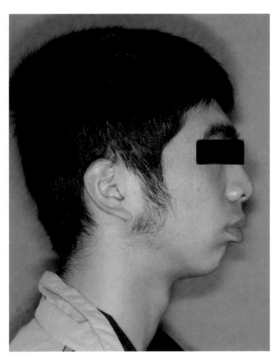

B

图4-22 超覆盖

A.牙𬌗；B.颜面容貌。

15. 对刃殆

对刃殆如图4-23所示。

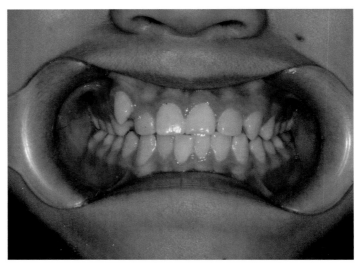

A

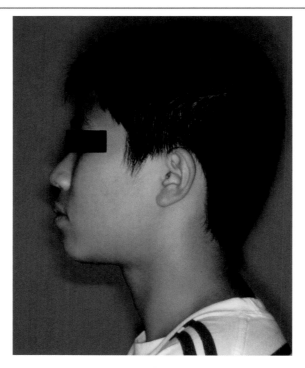

B

图4-23 对刃殆

A.牙殆；B.颜面容貌。

16. 反𬌗

反𬌗如图4-24所示。

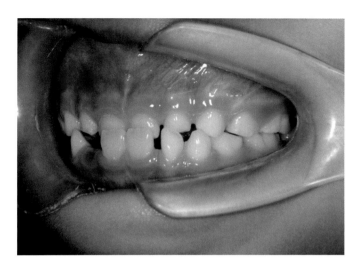

A

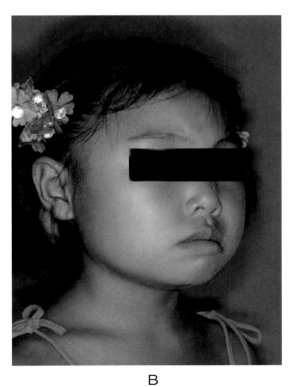

B

图4-24 反𬌗

A.牙𬌗；B.颜面容貌。

17. 前牙开𬌗

前牙开𬌗如图4-25所示。

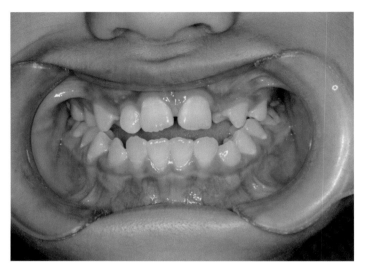

A

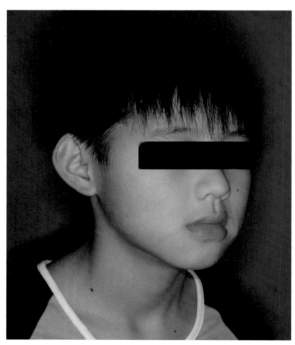

B

图4-25　前牙开𬌗

A.牙𬌗；B.颜面容貌。

18. 间隙

间隙如图4-26所示。

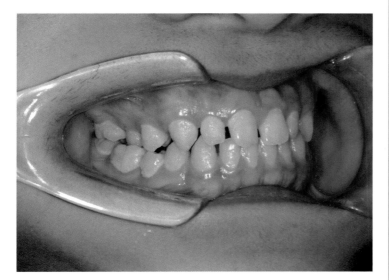

A

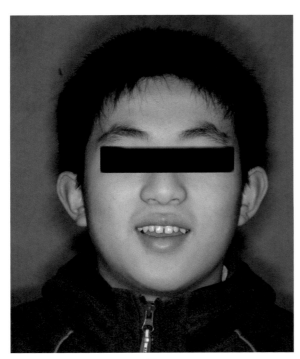

B

图4-26　间隙

A.牙殆；B.颜面容貌。

间隙和拥挤均为牙量与骨量不协调导致的殆关系异常。在生长发育中，牙冠体积大小与遗传有关，然而颌骨的形态大小则多与后天发育有直接联系，除了营养以外，正常的生理刺激对颌骨增量有促进作用。现代社会对食物过度精加工，减少了促进颌骨生长发育的正常生理刺激作用，致使骨量和牙量比例失衡，从而导致牙列拥挤。

拥挤的牙弓排列紊乱，牙齿的自洁作用降低，残留在牙面的食物被细菌分解代谢，极易导致龋坏，所以拥挤不但使牙弓形态异常，而且龋坏的牙体也有损容貌；颌骨发育不充分也直接影响了个体的外貌。

间隙在个体的口腔内易导致食物嵌塞，嵌塞的食物残渣腐败后诱导牙周发炎，或出现口臭，或对容貌造成影响，均可成为患者寻医求诊的动机。

牙弓缺损不但对咀嚼产生严重影响，而且牙弓缺损后失去对面部软组织的支撑作用，面容也极易受到影响，不论是咀嚼功能的恢复，还是容貌的重建，牙殆的修复都是至关重要的。

19. 牙列拥挤

牙列拥挤如图4-27所示。

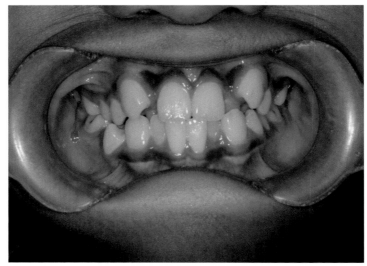

A

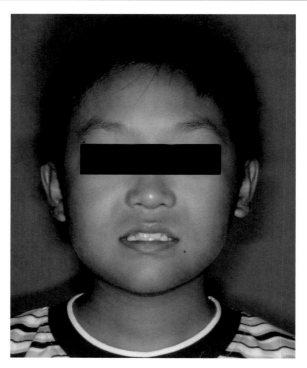

B

图4-27　牙列拥挤

A.牙𬌗；B.颜面容貌。

20. 牙列缺损

牙列缺损如图4-28所示。

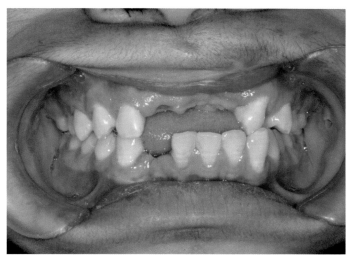

A

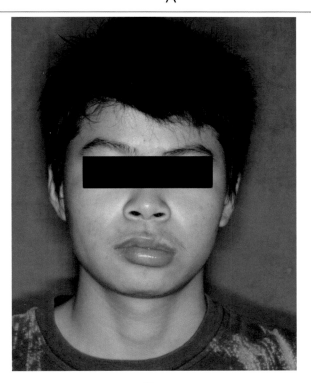

B

图4-28　牙列缺损

A.牙𬌗；B.颜面容貌。

咬合必须在牙列（弓）间进行，然而牙弓必须附着在颌骨上才能发挥其功能，故颌骨与颌位亦是𬌗的基础。颌位即是下颌骨的空间位置，理论上讲有何种𬌗关系，就存在何种颌位，但最基本的颌位只有3个："牙尖交错位（正中𬌗位）""下颌休息位"和"后退接触位"。

颌位以髁突在关节窝的位置最能表达颌骨的位置，因为它有固定的参照点，所以在描述颌位时，不能不叙及下颌的运动。在下颌运动中，人们观察到的是口腔运动状态，描述的是下颌的运动过程，能够定量分析的则是颞下颌关节，这三者之间容易相互混淆，所以应分层次论述。

颞下颌关节的运动可分"转动"和"滑动"，也有人认为关节还可作"双铰链运动"，但这都以转动和滑动为基础进行，从而显现了下颌骨的不同空间位置。髁突在关节窝内原位转动时，关节区展示的影像在前、后间隙和上间隙（以髁突为中心）均没有明显改变，然而在上、下颌牙弓间发生了20mm范围开闭运动，此时髁突的位置称"正中关系位"。虽然下颌发生了开闭口的运动过程，但上颌骨、下颌骨的对位关系没有前、后、左、右移动（髁突仍在正中关系位），此即"正中关系"的定义。

在"正中关系"时，髁突虽然是原位转动，但上牙弓、下牙弓在下颌的带动下有20mm内的垂直移动，牙弓随下颌骨移动中有𬌗接触，亦可脱离接触。若有𬌗接触则称"正中关系𬌗"，当上、下牙齿广泛接触则是"牙尖交错𬌗"，对下颌位置而言也就是牙尖交错位，曾经称"正中𬌗位"。若上下牙弓脱离了接触，此时附着在下颌的肌肉和韧带又都处在自然张力状态，这时称该位置为"下颌休息位"。

"正中关系𬌗"与"牙尖交错𬌗"是正中关系时都有𬌗关系存在，不同的是接触牙齿的多少有别。在人群中少数个体是"正中关系𬌗"与"牙尖交错𬌗"处在同一位置，但绝大部分人"正中关系𬌗"与"牙尖交错𬌗"不在同一位置，须作少许滑动才达到牙尖广泛接触，它们之间有"长正中"存在。大多数人认为，"长正中"存在可减少在咀嚼过程中对牙周的直接撞击，除了保护牙周外，还对颞颌关节有缓冲作用。该理论就是将全口义齿设计成后退接触位的支撑。

临床对颌位的了解多在X线下确定，对髁突后间隙的测定常将鼓板阴影作为关节窝的后界。

21.颌位（X线）、下颌骨的位置（开口位）和颌位（髁突"正中关系位"）

颌位（X线）如图4-29所示，下颌骨的位置（开口位）如图4-30所示，颌位（髁突"正中关系位"）如图4-31所示。

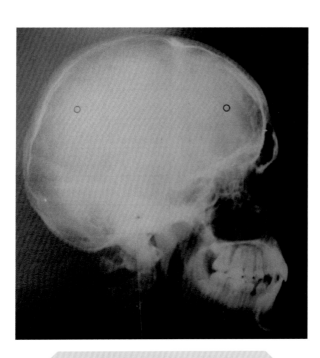

图4-29　颌位（X线）

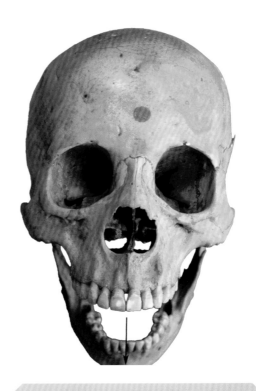

图4-30　下颌骨的位置（开口位）

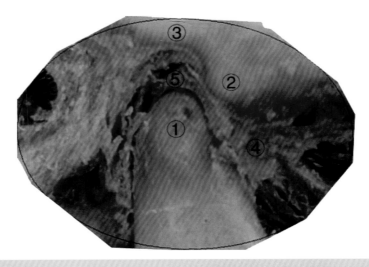

图4-31　颌位（髁突"正中关系位"）

①髁突；②关节结节；③关节窝顶；④盘-髁复合体；⑤关节盘。

参 考 文 献

［1］ 皮昕.口腔解剖生理学［M］.6版.北京:人民卫生出版社,2007.

［2］ 邱蔚六.口腔颌面外科学［M］.4版.北京:人民卫生出版社,2000.

［3］ 张志愿.口腔颌面外科学［M］.7版.北京:人民卫生出版社,2015.

［4］ 赵铱民.口腔修复学［M］.7版.北京:人民卫生出版社,2014.

［5］ 于世凤.口腔组织病理学［M］.2版.北京:人民卫生出版社,2001.

［6］ 蔡志刚,张伟.口腔颌面部解剖学［M］.3版.北京:北京大学医学出版社,2022.

［7］ 朱友家,杜昌连,陈作良.实用牙髓腔解剖学［M］.北京:人民卫生出版社,2012.

［8］ 皮昕.口腔解剖学彩色图谱［M］.武汉:湖北科学技术出版社,2002.

［9］ 赵甲山,赵洪洋.颅底显微神经外科学［M］.武汉:湖北科学技术出版社,2002.